随息居饮食谱

浙派中医丛书·原著系列第一辑

清·王士雄 撰

孙舒雯 王英 校注

全国百佳图书出版单位

中国中医药出版社

·北京·

图书在版编目（CIP）数据

随息居饮食谱 /（清）王士雄撰；孙舒雯，王英校注 . —北京：
中国中医药出版社，2022.1（2025.5重印）

（浙派中医丛书）

ISBN 978-7-5132-7344-2

Ⅰ . ①随… Ⅱ . ①王… ②孙… ③王… Ⅲ . ①食物疗
法—中国—清代 Ⅳ . ① R247.1

中国版本图书馆 CIP 数据核字（2021）第 247589 号

中国中医药出版社出版

北京经济技术开发区科创十三街 31 号院二区 8 号楼
邮政编码 100176
传真 010-64405721
三河市同力彩印有限公司印刷
各地新华书店经销

开本 710×1000 1/16 印张 9.5 字数 103 千字
2022 年 1 月第 1 版 2025 年 5 月第 4 次印刷
书号 ISBN 978 - 7 - 5132 - 7344 - 2

定价 48.00 元
网址 www.cptcm.com

服 务 热 线 010-64405510
购 书 热 线 010-89535836
维 权 打 假 010-64405753

微信服务号 zgzyycbs
微商城网址 https://kdt.im/LIdUGr
官 方 微 博 http://e.weibo.com/cptcm
天猫旗舰店网址 https://zgzyycbs.tmall.com

《浙派中医丛书》组织机构

指导委员会

主任委员　张　平　曹启峰　谢国建　肖鲁伟　范永升
　　　　　　柴可群

副主任委员　蔡利辉　胡智明　黄飞华　王晓鸣

委　　员　郑名友　陈良敏　程　林　赵桂芝　姜　洋

专 家 组

组　长　盛增秀　朱建平

副组长　肖鲁伟　范永升　连建伟　王晓鸣　刘时觉

成　员（以姓氏笔画为序）

　　　　　王　英　朱德明　竹剑平　江凌圳　沈钦荣

　　　　　陈永灿　郑　洪　胡　滨

项目办公室

办公室　浙江省中医药研究院中医文献信息研究所

主　任　江凌圳

副主任　庄爱文　李晓寅

《浙派中医丛书》编委会

总 序

浙江位居我国东南沿海，地灵人杰，人文荟萃，文化底蕴十分深厚，素有"文化之邦"的美誉。就拿中医中药来说，在其发展的历史长河中，历代名家辈出，著述琳琅满目，取得了极其辉煌的成就。

由于浙江省内地域不同，中医传承脉络有异，从而形成了一批各具特色的医学流派，使中医学术呈现出百花齐放、百家争鸣的繁荣景象。其中丹溪学派、温补学派、钱塘医派、永嘉医派、绍派伤寒等最负盛名，影响遍及海内外。临床各科更是异彩纷呈，涌现出诸多颇具名望的专科流派，如宁波宋氏妇科和董氏儿科、湖州凌氏针灸、武康姚氏世医、桐乡陈木扇女科、萧山竹林寺女科、绍兴三六九伤科，等等，至今仍为当地百姓的健康保驾护航，厥功甚伟。

值得一提的是，古往今来，浙江省中医药界还出现了为数众多的知名品牌，如著名道地药材"浙八味"、名老药店"胡庆余堂"等，更是名驰遐迩，誉享全国。由是观之，这些宝贵的学术流派和中医药财富，很值得传承与弘扬。

有鉴于此，浙江省中医药学会为发扬光大浙江省中医药学术流派精华，凝练浙江中医药学术流派的区域特点和学术内涵，由对浙江中医药学术流派有深入研究的浙江中医药大学原校长范永升教授亲自领衔，凝心聚力，集思广益，最终打出了"浙派中医"这面能代表浙江省中医药特色、优势和成就的大旗。此举，得到了浙江省委省政府、浙江省卫生健康委员会和浙江省中医药管理局的热情鼓励和大力支持。

《中共浙江省委 浙江省人民政府 关于促进中医药传承创新发展的实施意见》中提出要"打造'浙派中医'文化品牌，实施'浙派中医'传承创新工程，深入开展中医药文化推进行动计划。加强中医药传统文献研究，编撰'浙派中医'系列丛书"。浙江省中医药学会先后在省内各地多次举办有关"浙派中医"的巡讲和培训等学术活动，气氛热烈，形势喜人。

浙江省中医药研究院中医文献信息研究所为贯彻习近平总书记关于中医药工作的重要论述精神和《中共浙江省委 浙江省人民政府 关于促进中医药传承创新发展的实施意见》，结合该所的专业特长，组织省内有关单位和人员，主动申报并承担了浙江省中医药科技计划《浙派中医》系列研究丛书编撰工程"，省中医药管理局将其列入中医药现代化专项。在课题实施过程中，项目组人员不辞辛劳，在广搜文献、深入调研的基础上，按《浙派中医丛书》编写计划，分原著系列、专题系列、品牌系列三大板块，殚心竭力地进行编撰。目前首批专著即将付梓，我感到非常欣慰。

我生在浙江，长在浙江，在浙江从事中医药事业已经五十余年，虽然年近九秩，但是继承发扬中医药的初心不改。我十分感谢为首批专著出版付出辛勤劳作的同志们。专著的陆续出版，必将为我省医学史的研究增添浓重一笔，必将会对我省乃至全国中医药学术流派的传承和创新起到促进作用。我更期望我省中医人努力奋斗，砥砺前行，将"浙派中医"的整理研究工作做得更好，把这张"金名片"擦得更亮，为建设浙江中医药强省做出更大的贡献。

葛琳仪

写于辛丑年孟春

注：葛琳仪，国医大师、浙江中医学院原院长

前　言

　　"浙派中医"是浙江省中医学术流派的概称，是浙江省中医药学术的一张熠熠生辉的"金名片"。近年来，在上级主管部门的支持下，浙江省中医界正在开展规模宏大的浙派中医的传承和弘扬工作，根据浙江省卫生健康委员会、浙江省文化和旅游厅、浙江省中医药管理局印发的《浙江省中医药文化推进行动计划》（2019—2025 年）的通知精神，特别是主要任务中打造"浙派中医"文化品牌——编撰中医药文化丛书，梳理浙江中医药发展源流与脉络，整理医学文献古籍，出版浙江中医药文化、"浙派中医"历代文献精华、名医学术精华、流派世家研究精华、"浙产名药"博览等丛书，全面展现浙江中医药学术与文化成就。根据这一任务，2019 年浙江省中医药研究院中医文献信息研究所策划了《浙派中医丛书》（原著、专题、品牌系列）编撰工程，总体计划出书 60 种，得到浙江省中医药现代化专项的支持，立项（项目编号 2020ZX002）启动。

　　《浙派中医丛书》原著系列指对"浙派中医"历代文献精华，特别是重要的代表性古籍，按照中华中医药学会 2012 年版《中医古籍整理规范》进行整理研究，包括作者和成书考证、版本调研、原文标点、注释、校勘、学术思想研究等，形成传世、通行点校本，陆续出版，尤其是对从未整理过的善本、孤本进行影印出版，以期进一步整理研究；专题系列指对"浙派中医"的学派、医派、中医专科流派等进行系统地介绍，深入挖掘其临床经验和学术思想，切实地做好文献为临床服务；品牌系列指将名医杨继洲、朱丹溪，名店胡庆余堂，名药浙八味等在浙江地域甚至国内外享有较高知名度的人、物进行整理研究编纂成书，突出文化内涵和打造文化品牌。

《浙派中医丛书》从 2020 年启动以来，得到了浙江省人民政府、浙江省卫生健康委员会、浙江省中医药管理局的大力支持，得到了浙江省内和国内对浙派中医有长期研究的文献整理研究人员的积极参与，涉及单位逾十家，作者上百位，大家有一个共同的心愿，就是要把"浙派中医"这张"金名片"擦得更亮，进一步提高浙江中医药大省在海内外的知名度和影响力。

2020 年，我们经历了新冠肺炎疫情，版本调研多次受阻，线下会议多次受到影响，专家意见反复碰撞，尽管任务艰巨，但我们始终满怀信心，在反复沟通中摸索，在不断摸索中积累，原著系列第一辑陆续出版，为今后专题系列、品牌系列书籍的陆续问世开了一个好头。

科学有险阻，苦战能过关。只要我们艰苦奋斗，协作攻关，《浙派中医丛书》的编撰工程，一定能胜利完成，殷切期望读者多提宝贵意见和建议，使我们将这项功在当代，利在千秋的大事做得更强更好。

《浙派中医丛书》编委会

2021 年 4 月

校注说明

　　《随息居饮食谱》为清代医家王士雄撰，成书于清咸丰十一年（1861），是一部专门论述食物作用和药用的专著。王士雄（1808—1863），字孟英，浙江盐官（今浙江省海宁市）人，为清代著名的温病学家，被誉为温病学派四大家之一。王氏不仅于温病学颇有建树，且非常重视中医食疗，认为以食代药"处处皆有，人人可服，物异功优，久服无弊"，至晚年，其结合自己几十年的临证经验和生活体验，"画饼思梅，纂成此稿，题曰《饮食谱》"。全书对常用的 330 余种食物按水饮、谷食、调和、蔬食、果食、毛羽、鳞介等分为七大类，分别阐述其性味、功效、采摘时间、保存方法、配伍组方、不良反应与禁忌等，是一部论述中医食疗的专著。

　　本次整理，以清同治二年（1863）上海刻本为底本，清光绪十八年（1892）上海醉六堂刻潜斋医书五种本（简称醉六堂本）为主校本，清光绪二十二年（1896）上海图书集成印书局铅印本（简称图书集成本）、1935 年上海千顷堂书局石印本（简称千顷堂本）为参校本。

　　本次整理采取对校、本校、他校、理校综合运用的方法，以对校、他校为主，辅以本校，理校则慎用之。具体校注原则如下：

　　1. 原书为繁体字竖排版，现改为简体字横排版，加以现代标点。凡指文字方位的"右""左"，均相应径改为"上""下"。

　　2. 原书中异体字、古字、俗写字径改为通行简化字。通假字，保留原字，并于首见处出注，予以书证。明显的错字、别字，或系一般笔画之误者，如"已""己""巳"不分，"日""曰"不分等，据文义径改。

3. 凡底本与校本文字不一，若显系底本错讹而校本正确者，则据校本改正或增删底本原文，并出校记；如属校本有误而底本不误者，则不出校；若难以肯定何者为是，但以校本文义较胜而有一定参考价值，或两者文字均有可取需要并存者，则不改动底本原文，而出异文校记说明互异之处。

4. 对冷僻的字词，注明读音，一般采取拼音和直音相结合的方法标明之，即拼音加同音汉字。对费解的字词、成语、典故等，予以训释，用浅显的文句，解释其含义，力求简洁明了，避免烦琐考据。一般只注首见者，凡重出的，则不重复出注。

5. 原书卷首书名下有"海昌王士雄梦隐纂 镇海陈亨春泉校"，今予以删除。

6. 原书目录中，有"水饮类第一""谷食类第二"等顺序编号，今据正文修正目录，顺序编号予以删除。

7. 原书引用古代文献，因其往往不是古籍原文，故引文后只用冒号而不用引号。

8. 本次整理，为保存古籍原貌，凡下列情况者，均不作改动：①探讨食物名称、别名时常涉及名称俗写，如同蒿、蘑菰等；②本书记载的一些动物，如虎、豹、象等，现均已列为保护动物，仍存其旧，仅供参考；③受历史条件的限制，书中掺杂少许带有封建迷信色彩的内容，希望读者有分析地阅读。

校注者

2021 年 4 月

饮食谱前序

呜呼！国以民为本，而民失其教，或以乱天下；人以食为养，而饮食失宜，或以害身命。卫国卫生，理无二致，故圣人疾与战并慎，而养与教并重也。《中庸》曰：人莫不饮食也，鲜能知味也。夫饮食为日用之常，味即日用之理。勘进一层，善颐生者，必能善教民也。教民极平易，修其孝悌忠信而已；颐生无玄妙，节其饮食而已。食而不知其味，已为素餐①，若饱食无教，则近于禽兽。余尝曰：子臣弟友，圣人之道学也；孝悌忠信，王者之干城②也。圣贤书具在，小子何敢赘焉！惟饮食乃人之大欲所存，易为腹负，故大禹菲饮食，而武侯③甘淡泊也。今夏，石米八千斤，齑④四十。茫茫浩劫，呼吁无门。吕君慎庵，知我将为饿莩⑤也，招游梅泾，寓广川之不窥园⑥，无事可为，无路可走，悠悠长夜，枵腹⑦无聊。丐⑧得枯道人秃笔一枝，画饼思梅，纂成此稿，题曰《饮食谱》。质诸知味者，或不贱其养小失大而有

---

① 素餐：无功受禄，不劳而食。
② 干城：盾牌和城墙。比喻捍卫或捍卫者。
③ 武侯：即诸葛亮。因其谥号"武侯"而名。
④ 齑（jī 机）：捣碎的姜、蒜、韭菜等。
⑤ 饿莩（piǎo 瞟）：饿死的人。
⑥ 不窥园：语出成语"三年不窥园"。西汉学者董仲舒年少时读书非常刻苦，他的书房紧靠着姹紫嫣红的花园，但他却三年未进花园一次，甚至未瞧一眼。后来他被征为博士，公开聚众讲学，弟子遍布四方。
⑦ 枵（xiāo 嚣）腹：空腹，饥饿。引申为空虚。
⑧ 丐：乞求。

以教我也。

咸丰十一年辛酉秋七月睡乡散人书于随息居

饮食谱后序

呜呼！《饮食谱》何为而作耶？盖世味深尝，不禁有饮水思源之感也。窃谓：食毛践土①二百余年，岁无奇荒，国无苛政，竟至禽兽食人食，而涂②有饿莩，岂非亘古未闻之奇事哉！士雄年十四失怙③，赖先慈④撑拄⑤门户，而家有七口，厨无宿舂⑥。蒙父执⑦金履思丈，念旧怜孤，字余曰孟英，命往金华鹾⑧业，佐司会计。舅氏俞公桂庭，谊笃亲亲，力肩家事，赠余斋名曰潜，嘱潜心学问，勿以内顾为忧。乃未十载，金丈、舅氏相继谢世。余愧无以仰副二公盛意而潜修英发⑨也。徒以性情疏迈，遇合多奇，同郡周君光远，知我最深。挈舍弟季杰另辟一业，俾资事蓄。而余律身极俭，不善居积⑩，或以痴目之，遂自号半痴。迨周君作古，母逝子殇，世景日非，益无意人间事矣。乙卯冬，携

---

① 食毛践土：《左传·昭公七年》："封略之内，何非君土；食土之毛，谁非君臣？"谓所食之物和所居之地均为国君所有。后封建士大夫常用此语来表示感戴君恩。毛，地面所生的植物。践，踩。

② 涂：同"途"，道路。

③ 失怙：旧指丧父。怙，依靠。

④ 先慈：对已过世的母亲的尊称。

⑤ 撑（zhī支）拄：支撑，支持。

⑥ 宿舂（chōng充）：本指隔夜舂米备粮，后指少量的粮食。

⑦ 执：执友的省称，旧谓志同道合的朋友。

⑧ 鹾（cuó痤）：盐。

⑨ 英发：才华显露，神采焕发。

⑩ 居积：囤积。

眷回籍，息影穷乡，赁屋而居，堂名归砚，欲遂首丘①之志而终老焉。讵②上年春，省垣失事，季杰幸缒城③归，秋仲淳溪遭难，虽不伤人，而坐食无山，痴将安用？今旅濮院，麸核充饥。我生不辰④，兔爰⑤兴叹，华胥⑥学步，神契希夷⑦，因易字曰梦隐，并粗述四十年孤露衷情，以志前路悠悠，皆先人所留之余地；而后路茫茫，惟有不忘沟壑耳！知味者鲜，且藏稿以俟之。

辛酉八月中旬随息子又题

---

①首丘：传说狐死时，头犹向着巢穴。旧时因称人死后归葬故乡为"归正首丘"。也用为怀念故乡之意。丘，狐穴所在之土丘。

②讵：至。

③缒（zhuì坠）城：由城上缘索而下。缒，绳索。

④辰：诞辰，特指好时日。

⑤兔爰：《诗经·王风》篇名，为当时奴隶主贵族哀叹今不如昔之诗。

⑥华胥：传说中的国名。《列子》："（黄帝）昼寝而梦游于华胥氏之国。"后因用为梦境的代称。

⑦希夷：指虚寂玄妙的境界。

饮食谱题辞

名教于今赖主持，先生洵^①不愧人师。匡时^②念切成忧愤，遁世^③情高托梦痴。先生一号半痴，近又更字梦隐。生幸同庚怜我弱，学惭无术负公知。还忻儿辈叨恩庇，长荷春风化雨施。

辛酉仲冬同邑教弟周在恩二郊

精心搜辑健挥毫，水始蠡终特见操^④。例似虫鱼笺《尔雅》，体参草木注《离骚》^⑤。养生独抉神符秘，作议翻嫌食宪劳。手笔如君真杰出，何当相赏醉芳醪。

同治元年仲夏钱塘后学吴淦菊潭

---

① 洵：实在。

② 匡时：谓挽救艰危的时势。

③ 遁（dùn 盾）世：避世隐居。

④ 操：控制、掌握。

⑤ 例似虫鱼笺尔雅，体参草木注离骚：比喻王氏《随息居饮食谱》的编撰，经过认真考证并有所发明。陆游《晨起》诗曰："旧学虫鱼笺《尔雅》，晚知稼穑讲《豳风》。"后称繁琐的考订为"虫鱼之学"。草木注《离骚》，宋代吴仁杰著《离骚草木疏》，是一部专门考释《楚辞》中草木的名著，对书中的草木予以考辨发明。

《饮食谱》寄托至深，寓意最广。钦佩，钦佩！

壬戌季夏宜春后学袁凤桐莲芾

读书能明理，方许为良医。良医亦多术，开卷每厥疑。王君著作才，手卷不停披。古汲得井绠①，学羞傍藩篱。方非秘橘泉，水非饮上池。观书眼如镜，大用包无遗。一伎尚如此，何况民牧②司。政柄失举措，兵燹③灾黔黎④。东西两浙境，百万生灵糜。速将医国法，起天下疮痍⑤。硝黄肆攻伐，涤荡其垢疵。参苓兼补益，渐渐生气滋。邪去正可助，明辨无参差。慎勿耽美疢⑥，鸩毒长乱机。慎勿畏恶石，苦口是良规。不然饮食人，人得而贱之。君乃明理者，累牍亦何为？意别有所在，未许以管窥。能事绌⑦游夏⑧，莫为赞一词。

壬戌长夏钱塘后学张荫榘矩卿

① 绠（gěng 梗）：汲水用的绳子。《说文》："绠，汲井索也。"
② 民牧：旧时谓治理民众的君王或地方长官。
③ 兵燹（xiǎn 显）：因战乱而造成的焚烧破坏。
④ 黔黎：百姓。
⑤ 疮痍：创伤。比喻灾害困苦。
⑥ 美疢（chèn 趁）：《左传·襄公二十三年》："季孙之爱我，疾疢也；孟孙之恶我，药石也。美疢不如恶石。夫石，犹生我；疢之美，其毒滋多。"后把溺爱、姑息称为"美疢"。疢，病。
⑦ 绌：不足，不够。
⑧ 游夏：子游、子夏的并称。两人都是孔子的学生。

薄俗纷纷口腹贪，先生仁术砭愚憨。养修精义农经补，饮食源流上古参。笺注书征山海富，酸咸味各性情谙。我惭未解兰台^①秘，快睹新编作指南。

壬戌秋初余杭姻愚弟褚维培子颖

甘苦深尝世味余，闭门且著一编书。青灯风雨西窗下，笺疏功深午夜初。

寒温物性辨分明，例似嵇康论养生。不识先生开卷意，豳风^②无逸两含情。

砚^③已无田可自锄，浪游橐笔^④隐华胥。尝来隽永惟书味，食字成仙脉望如。先生慨砚无归而远游，因自号华胥小隐。曩^⑤尝自书楹联云：近人情之谓真学问，知书味即是活神仙。

安得溪山买一区，荷衣芰^⑥带与君俱。君于乙卯冬忽携一砚归乡，余兄仲和屡欲移家往结邻，而辄为事阻，卒罹于难，岂非数耶？且耕且凿忘年月，静俟河清守我愚。

壬戌仲秋仁和愚弟朱志成莱云

饮食谱题辞 — 13

---

① 兰台：汉代官内藏书之处。

② 豳（bīn 宾）风：《诗经·国风》之一。豳，亦作邠，古都邑名，在今陕西省旬邑县西南。

③ 砚：指同学关系。因同学共笔砚而谓。

④ 橐（tuó 驮）笔：古代书史小吏，手持囊橐，簪笔于头，侍立于帝王大臣左右，以备随时记事，称作持橐簪笔，简称"橐笔"。

⑤ 曩：以往，从前。

⑥ 芰（jì 技）：植物名。《说文》："芰，菱也。"两角的叫菱，四角的叫芰。

此书大旨，每物求其实验，不为前人臆说所惑，较胜《食物本草》多矣。梦隐以校订见委，余方避地①无聊，藏书已烬，多病善忘，虽妄附数语，未必能为此书之益也。

壬戌闰月乌程愚弟汪曰桢谢城

《饮食谱》采撷浩博，妙能以简约出之。少陵云：读书破万卷，下笔如有神。正此之谓。所列单方，亦皆精妙。发刊后定当风行海宇，传之无穷。敬附小诗二首，以识悦服之忱②云。

烽火连天急，萧然独隐居，不胜忧世念，更著活人书。道可渊泉证，言真菽粟如，劝惩关政教，仁术岂虚誉。君医案有《仁术志》八卷，周光远、张柳吟诸君所辑。

万卷充肠后，名山业始成，立言皆有物，析理必求精。世鲜能知味，人当重养生，一编传刻遍，利济及环瀛③。

壬戌季秋桐乡愚弟陆以湉定圃

---

① 避地：避世隐居。
② 忱：诚恳。
③ 环瀛（yíng营）：指宇宙、世界。

一编新著出青箱，济世仁心术更良。秦客独传伊挚[①]法，齐候请试越人方。食单安用门生议，馔品先宜膳宰尝。省识延年兼却疾，底须仙府乞琼浆。

壬戌嘉平乌程愚弟蒋堂海珊

参天地为人，人莫不饮食。饮食有其经，明者为之述。息养凭天功，长育资地力。饮水当思源，民以之为质。谷蔬蓏[②]介鳞，详辨须博识。燥湿热温凉，先民程以式。四气有乘除，五行互生克。宜臊宜膻殊，用盐用酱悉。知味者鲜何，用是心怵怵[③]。一篇养生论，洋洋快心得。

著论者嵇康，犹未得其详。投笔蹶然起，我友瑯琊王。分门更别类，一一提其纲。穷原以竟委，绍远更搜旁。始知天地间，万物无尽藏。渡河窜三豕，逾岭识五羊。循名而责实，弃短以从长。东南正蹂躏，避寇在穷乡。劬[④]书剧嗜炙，厥义大为彰。门生食单议，无奈徒彷徨。

韩柳唐通儒，著作一代擅。韩有圬者篇，柳有梓人传。圬者梓人俦，夫岂邦之彦。韩柳不惮烦，微言寓讽劝。先生此书成，可作韩柳论。始以水开端，终以蝗螽[⑤]殿。鱼子一失水，蝗螽极其变。害稼信有然，得水乃所愿。犹之横暴民，抚育迹亦敛。迁善日不知，洗心更革面。许我读终篇，窥管一斑见。

---

① 伊挚：即伊尹，商初大臣，传说著有《汤液醪醴论》。

② 蓏（luǒ 裸）：草本或蔓生植物所结的果实。

③ 怵怵：戒惧、警惕貌。

④ 劬（qú 渠）：劳。

⑤ 蝗（fù 阜）螽：蝗类的总名。

上海，乃海隅①一邑也，兹为苏省会垣②。而江浙之窜难者，率止于此，地狭人稠，难乎驻足。夏间梦隐来游，假榻镇海周君采山寓中。会陈君春泉之女，患证垂危，因采山转乞援手，乃一剂得生，春泉不胜感佩。而梦隐瀛眷③适至，遂以黄歇浦西矮屋三楹为先生随息居。朋辈过从，辄有题赠，虚室生白，人皆羡之。且《饮食谱》一书，闻历伯符方伯已刻于鄂垣，今陈君又刊于沪上，而《重订霍乱论》诸稿同志者，亦将梓以寿世④。爰再赋二律，藉摅⑤钦悦之怀焉。

一枝聊借类鹪鹩，白板门间远市嚣。深巷寂寥泥滑滑，隔城枨触路迢迢。卷帘挹爽过朝雨，倚枕无眠听夜潮。劫历红羊⑥随处息，先生物外独逍遥。

朝朝仰屋著书劳，洛下应腾纸价高。为有安排徐稚榻⑦，更兼持赠吕虔刀⑧。嗟嗟世事猱升木⑨，郁郁人情马啮槽。纵复此心名利淡，元龙意气总能豪。

壬戌嘉平嘉兴愚弟张保冲小尹

---

① 海隅：临海的一定区域，海边。

② 垣：城市。

③ 瀛（yíng 营）眷：常用作对别人眷属的敬称。

④ 寿世：谓造福世人。

⑤ 摅（shū 书）：发表或表示出来。

⑥ 红羊：即洪（秀全）、杨（秀清）之谐音。

⑦ 徐稚榻：相传东汉豫章太守陈蕃极为敬重徐稚之人品而特为其专设一榻，去则悬之。于是在王勃的名篇《滕王阁序》中便有了"人杰地灵，徐孺下陈蕃之榻"这不朽的名句。徐稚，东汉豫章（今江西省南昌市）人，字孺子。桓帝时，因不满宦官专权，虽经多次征聘，终不为官，时称"南州高士"。

⑧ 吕虔刀：刀名，三国时期魏国吕虔所佩之刀。吕虔，字子恪，官至徐州刺史。

⑨ 猱升木：即"教猱升木"，指教唆坏人做坏事。

片语移时实起予，春申浦上识君初。缘深到处能驱疾，心静无为日著书。寿物寿人知独任，医民医国有谁如。沿江一折尘嚣绝，即是先生随息居。

超然物外隐华胥，撰述洋洋辨鲁鱼。撰述各种，多纠正前人之谬。寓意良深托耕凿，发挥岂仅志含茹。言中有物文章老，先生家向悬一联云：精神到处文章老，学问深时意气平。闻系禀承先训，书以自励者，家风品学即此可征矣。眼底无尘习俗除。料得镌成还示我，一编快读笑谈余。

　　　　　壬戌嘉平仁和世晚徐嗣元起庵

海上重寻我友王，新编著述富琳琅。泉源善导皆滋养，顽梗能安即秀良。谱以水始，以蝗终，谓鱼子得水，可不为蝗，犹莠民[1]向化可不为盗，寓意深厚，独具苦心。日用寻常真学问，致知格物[2]大文章。却求韬隐无容隐，一枕酣恬托梦乡。君字近改梦隐。

静掩双扉远俗尘，名言析理务推陈。箧中剩有携归砚，已刻之书十余种，劫后仅《归砚录》四卷幸存。指下全无不活人。客腊余久患喘渴，肿胀腹泻，无眠，服君方三剂，诸恙递减，十剂而霍然。殆今之仲景也。泼瓮香醪刚报熟，登盘早韭快尝新。时将往泰州兼承饮饯。那堪

---

① 莠民：坏人。
② 致知格物：即"格物致知"，谓研究事物原理而获得知识。

骊唱①匆匆别，怅望天涯益怆神。

癸亥春王仁和世晚许之棠培之

人以饮食生，亦以饮食死，饮食有何常，死生亦偶耳。昂藏七尺躯，天地可小视，俯仰适其适，何悲复何喜。藜藿②与鼎钟，吾心祗③如是，首阳傥无称，孤竹自脱屣④。后车数十乘，永怀子舆⑤氏，一醉方独醒，谁识其中旨？狂病不可药，问君奈何尔？王君丈人行，狂言幸无訾。耳名逾十年，亦还知我否？君今隐于医，我但钻故纸。不知蠹食灵，聊为爵饮洗，涤吾肠胃间，有如水清泚⑥。

今天下之病亟矣，元气耗竭，而外邪益炽，吾谓纵有医国手，亦将听之天命而已。然中外诸公，方且徐徐焉起而图之。夫饮食之道贵以需，剥极而复，尚可须臾缓邪。顾及是而谋所以复元气者，则亦仍求之饮食之道可矣！今有病者于此，原其受病之始，必曰饮食不节，究其养病之端，亦必曰饮食必调。知向者之受病，即可知今日治病之所在。夫治病于今者，培其本，节其流，两言尽之矣。不见夫病起者之调养得宜，未几而瘠者肥，弱者强，或且有倍胜于前者，饮食之义大矣哉！顷读《饮食谱》大

随息居饮食谱

18

---

① 骊唱：指"骊歌"，告别的歌。
② 藜藿：多用以指粗劣的饭菜。
③ 祗（zhī 支）：恭敬。
④ 脱屣（xǐ 徙）：脱鞋子。比喻把事情看得很简单，有轻视的意思。
⑤ 子舆：战国时期著名思想家孟轲之字。
⑥ 泚（cǐ 此）：鲜明貌。

略，已觉津津有余味。窃意此书出，非仅脍炙人口，将使知味者因是而洗涤肠胃，含茹性情，则先生嘘枯起废之功，盖不啻遍饮食之矣。复制芜词^①以申赞颂：

天一生水，人心之精，仁发于知，凿通乎耕。饮且食焉，游神太清，道味世味，辨逾淄渑^②。淡而弥永，元酒太羹，观象山雷，颐贞则吉。蒙养以需，有孚斯实，不浚其源，其流乃窒。天君泰然，百体受职，身之肥也，肥家肥国。

癸亥孟春秀水教侄张王熙欣木

从来仙佛最多情，名利悠然两不萦。一片深心惟济世，教人随意学长生。

医国医人理本同，能因物性即为功。东南民力疮痍遍，也在调元赞化中。

余杭姻家愚弟褚维奎星艖

梦隐先生，通儒也。轸念^③民艰，慨然有救世之志，谈穷檐疾苦，讋^④焉失气，或扼腕而吁，乃遁迹于医。性耽著书，下笔

---

① 芜词：芜杂之词。常用作对自己文章的谦称。

② 淄渑：二水名，淄水与渑水，在山东省。相传二水味各不同，混合之则难以辨别。

③ 轸（zhěn 诊）念：辗转思念，有关怀之意。

④ 讋（zhé 哲）：丧胆，惧怕。

数千言，近须髯半霜雪，犹竭罂罂①之思，撰述不倦，作《饮食谱》。自水谷至鳞介，觊缕②如列眉，笺注简当，尤切日用。虽然悬壶末伎也，生人之意靡穷，生人之量有限，出门一望，疮痍溢目，蓬蒿满田。恫瘝在抱③者，盍起而饮食教诲吾民哉。

余杭姻家愚弟褚维垕子方

膏粱非所愿，丹药亦有毒，造物养吾生，阳饮阴食足。世人味鲜知，万钱恣口腹，损形兼损神，酣豢④病已伏。参苓虽美材，元气剥难复，先生怀苦心，方书补未录。治病在病先，物性谙极熟，珍奇既旁搜，尤不遗菽粟。味得味外味，淡然自节欲，固可咬菜根，何妨尝鼎肉。

癸亥仲春余杭世侄郎璟子鲁

人生何苦纵嗜欲，乃以口腹戕其身。国家晏安滋耽毒，降灾勿谓天不仁。上医医人先医国，能挽造化回艰迍⑤。蒸蒸元气务培养，饮和食德何其醇。不然归去壶中住，杏林一枝著手春。君

---

① 罂（mào 冒）罂：蒙昧不明貌。

② 觊（luó 罗）缕：委曲详尽而有条理。

③ 恫瘝（tōngguān 通官）在抱：把人民的疾苦放在心里。恫瘝，病痛，比喻疾苦。

④ 酣豢（huàn 患）：沉醉于某种情境。酣，久乐。豢，养。

⑤ 迍（zhūn 谆）：行走艰难的样子。

平隐卜梅福市，同作千秋高蹈人。先生痌瘝夙在抱，恻然疾苦念吾民。针膏起废托奢愿，手无斧柯徒风尘。去年大疫东南遍，貔貅^①十万声吟呻。元年夏，浙、皖、金陵诸营无不病。奈何百战胜精锐，竟使沉疴化碧磷。今时安得起陀扁，刀圭一服神乎神。好为朝廷留猛士，廓清海宇平黄巾^②。又如流亡满乡梓，垢恶所聚疵疠因。老弱踣^③困壮者病，面黧容槁衣则鹑^④。问谁大展回春手，参苓妙剂调君臣。疮痍到处尽苏息，仁民之意推亲亲。呜呼此愿不能遂，一编《灵》《素》遥传薪。饮食之味知者鲜，寓意则远理则真。可补本草条目阙，可悟《尔雅》经注新。立言本旨不在此，救时药石劳谆谆。譬诸草檄愈风疾，警心惕目无其伦。先生之学在经世，先生之书可问津。愿刊万本摹万纸，献之彤墀^⑤征蒲轮^⑥。行见阴阳调燮沴^⑦，肥家肥国泽九垠^⑧。

秀水愚弟金福曾茗人

　　雨后精苗数药栏，虫鱼草木见闻殚。非关博物夸龙鲊，岂为谈经喻马肝。春野烟浮千品活，秋窗叶落一灯残。别从医案开生

---

① 貔貅（píxiū 皮休）：古籍中的猛兽名，后比喻勇猛的军士。

② 黄巾：东汉末年的农民大起义。

③ 踣（bó 箔）：向前仆倒。

④ 鹑（chún 淳）：鸟名，鹌鹑的简称。鹑鸟尾秃，像古时敝衣短结，故用以形容破旧的衣服。

⑤ 彤墀（chí 迟）：即丹墀，天子之台阶。

⑥ 蒲轮：古时征聘贤士，以蒲草包裹车轮，使车子行走时减少颠簸，以示敬贤之意。

⑦ 沴（lì 丽）：因气不和而生的灾害，引申为相害，相克。

⑧ 九垠：犹九州。

面，莫笑豪华议食单。

秀水愚侄赵铭桐孙

颠沛危亡际，先生道不穷。著书多岁月，医俗煦春风。慧眼人情识，灵心物理通。*先生论事论学总以近人情为第一义，故能尽人之性，以尽物之性如此也。* 不才忻附骥，小伎^①愧雕虫。

同邑受业周开第少谦

菽粟疏食生民宝，上古教人有至道。后世贪饕^②口腹恣，徒自肥肠复满脑。饮食以生亦以死，先生用是愵^③焉捣。饮水思源理当然，厥义于人易了了。搜罗殆遍无一遗，蔬蓏鳞介牲禽鸟。王纲失坠政凌夷，以致中原频扰扰。饮之食之失其经，颐养殊乖明哲保。爰知其理将毋同，一编穷年闭门草。饮和食德盛世氓，日用为质游皞皞^④。及今蹂躏年复年，生民涂炭思逞狡。太和元气谁为回，调摄得宜细参考。食之以时王政垂，生养往往关亿兆。先生著书格物功，家风志不在温饱。若论斗石才恢恢，不弃菲葑躬藐藐。小子何知大度涵，用敢作歌识倾倒。安得人人如此仁

---

① 伎：通"技"。技艺，本领。《淮南子·道应》："故圣人之处世，不逆有伎能之士。"

② 饕（tāo 滔）：贪食。

③ 愵（nì 匿）：忧思伤痛之意。

④ 皞（hào 浩）皞：心情舒畅貌。

（心存同胞），同与痌瘝常在抱。

少陵每饭不忘君，饮水思源至理廑[1]。千里膏腴豢豺虎，上三句叔梦中与煐联句得之，醒而命煐足成一律。万般波浪痛榆枌[2]。家乡蹂躏，惨不可言。旨参造化阴阳燮，味倩调和鼎鼐芬。谱以调和列蔬食前，其意深矣。春草偏成竹林句，联吟从此更殷勤。

等身著作鬼神惊，叔未刻诸稿不止盈尺。探得源头物理精。济世不随尘世混，存心只见道心莹。生涯淡极诗书润，德泽深从忠孝成。靖康之难，我安化始祖忠肃王暨子锡京公同殉节，敕建专祠，吾叔尝重立忠孝流芳，赐额时举此二字，以训后人。归砚咀含曾盥读，承赐读《归砚录》，亦寓木本水源之意。垂青小阮感衷情。难后时蒙存注。

复获追随杖履前，申江重聚假天缘。疮痍遍地心愁绝，锋镝余生[3]意惘然。不倦折肱商旧学，《重订霍乱论》将次付梓重校，《证治针经》亦已脱稿。又经著手出新编。切于日用斯为贵，逐物推求迈

---

① 廑（qín 勤）：通"勤"，勤劳。《汉书·文帝纪》："今廑身从事，而有租税之赋。"

② 榆枌：指故乡。

③ 锋镝（dí 敌）余生：指从刀箭下逃生或经过战乱后而活下来。锋，锋芒。镝，箭镞。

昔贤。汪谢城先生谓此书远胜《食物本草》，询定评也。

　　湖山美地劫灰扬，犹喜名山著述藏。公昔居杭会，尝刊医书十余种，版未携归，谅遭兵燹，幸诸稿皆存，近闻杨素园先生将为重刻于江西，且欲以《温热经纬》诸种并付剞劂[①]。樗栎[②]材庸惭述德，《归砚录》采先祖论医一则。渊源学富缵[③]重庆。公之曾大父著《重庆堂随笔》，公尝刊入丛书。繁征博引偏能尽，远绍旁搜罔不藏。悟得先生言外意，漫天何至有飞蝗。

同邑姻愚侄戴其浚鹤山

---

① 剞劂（jī jué 基决）：雕板，刻印。
② 樗（chū 出）栎：用为自谦之辞。
③ 缵：继承。

目　录

水饮类附淡巴菰　鸦片 ……………………… 1

　天雨水 ……………………………………… 1

　露水 ………………………………………… 1

　冬雪水 ……………………………………… 1

　溪、河、湖、池水海水 …………………… 1

　井泉水 ……………………………………… 1

　乳汁 ………………………………………… 7

　牛乳 ………………………………………… 8

　马乳 ………………………………………… 8

　羊乳 ………………………………………… 8

　酪酥醍醐 …………………………………… 8

　茶 …………………………………………… 8

　诸露 ………………………………………… 9

　酒 …………………………………………… 9

　酒酿 ……………………………………… 10

　烧酒 ……………………………………… 10

　淡巴菰 …………………………………… 13

　鸦片 ……………………………………… 14

谷食类 ·· 15

粞米 ·· 15

秔米 ·· 16

糯米 ·· 16

饴 ·· 17

粟米 ·· 17

黍米 ·· 17

稷米 ·· 17

小麦面 ·· 18

麸 ·· 18

大麦 ·· 19

荞麦 ·· 19

玉蜀黍 ·· 19

苡米 ·· 19

黑大豆 ·· 20

黄大豆 ·· 20

青大豆 ·· 20

白豆 ·· 21

赤豆 ·· 21

绿豆 ·· 21

蚕豆 ·· 22

豌豆 ·· 22

豇豆 ·· 22

扁豆 ·· 22

刀豆 ·· 23

薯蓣 ·· 23

甘薯 ·· 23

调和类 ……………………………………23

  胡麻 ……………………………………… 23

  麻酱 ……………………………………… 24

  脂麻油 …………………………………… 24

  茶油 ……………………………………… 25

  豆油 ……………………………………… 25

  菜油 ……………………………………… 25

  盐 ………………………………………… 26

  豉 ………………………………………… 26

  酱 ………………………………………… 26

  醋 ………………………………………… 26

  糟 ………………………………………… 27

  蜜 ………………………………………… 27

  川椒 ……………………………………… 27

  花椒 ……………………………………… 28

  胡椒 ……………………………………… 28

  辣茄 ……………………………………… 28

  丁香 ……………………………………… 28

  桂皮 ……………………………………… 29

  桂花 ……………………………………… 29

  松花 ……………………………………… 29

  椿芽 ……………………………………… 29

  玫瑰花 …………………………………… 29

  茉莉花 …………………………………… 29

  甜菊花 …………………………………… 29

  薄荷叶 …………………………………… 29

  紫苏叶 …………………………………… 30

茴香 ………………………………………… 30

莳萝 ………………………………………… 30

蔬食类 ……………………………………… 31

葱 …………………………………………… 31

韭 …………………………………………… 32

薤 …………………………………………… 32

蒜 …………………………………………… 32

葫 …………………………………………… 32

芸薹 ………………………………………… 33

芫荽 ………………………………………… 33

芥 …………………………………………… 34

菘 …………………………………………… 34

黄矮菜 ……………………………………… 34

芜菁 ………………………………………… 35

芦菔 ………………………………………… 35

胡芦菔 ……………………………………… 36

羊角菜 ……………………………………… 36

菠薐 ………………………………………… 36

蒸菜 ………………………………………… 36

苋 …………………………………………… 36

同蒿 ………………………………………… 37

芹 …………………………………………… 37

荠 …………………………………………… 37

姜 …………………………………………… 37

莴苣 ………………………………………… 37

苦菜 ………………………………………… 37

蒲公英 ……………………………………… 38

萱萼 ·· 38

马兰 ·· 38

蒲蒻 ·· 38

莼 ·· 38

海带 ·· 38

紫菜 ·· 39

石华 ·· 39

海粉 ·· 39

发菜 ·· 39

苔菜 ·· 39

木耳 ·· 39

香蕈 ·· 39

蘑菰 ·· 39

鲜蕈 ·· 39

茭白 ·· 39

茄 ·· 39

瓠芦 ·· 40

冬瓜 ·· 40

丝瓜 ·· 41

苦瓜 ·· 42

菜瓜 ·· 42

黄瓜 ·· 42

南瓜 ·· 42

芋 ·· 43

笋 ·· 43

豆腐 ·· 43

果食类 ···44

　梅 ·· 44

　杏 ·· 45

　叭哒杏 ···································· 46

　桃 ·· 46

　李 ·· 46

　奈 ·· 46

　栗 ·· 47

　枣 ·· 47

　梨 ·· 47

　木瓜 ·· 48

　柿 ·· 48

　石榴 ·· 49

　橘 ·· 49

　金橘 ·· 50

　橙皮 ·· 50

　柑 ·· 51

　柚 ·· 51

　佛手柑 ···································· 51

　枇杷 ·· 51

　山楂 ·· 52

　杨梅 ·· 52

　樱桃 ·· 52

　银杏 ·· 52

　胡桃 ·· 53

　榛 ·· 53

　梧桐子 ···································· 54

桑椹 ………………………………… 54

楮子 ………………………………… 54

橡实 ………………………………… 54

荔枝 ………………………………… 54

龙眼 ………………………………… 54

玉灵膏 ……………………………… 55

橄榄 ………………………………… 55

榧 …………………………………… 55

海松子 ……………………………… 56

槟榔 ………………………………… 56

枳椇 ………………………………… 56

无花果 ……………………………… 56

蒲桃 ………………………………… 56

落花生 ……………………………… 56

西瓜 ………………………………… 56

甜瓜 ………………………………… 57

藕 …………………………………… 57

藕实 ………………………………… 57

芡实 ………………………………… 59

菱芰 ………………………………… 60

凫茈 ………………………………… 60

慈姑 ………………………………… 60

百合 ………………………………… 60

山丹 ………………………………… 61

甘蔗 ………………………………… 61

蔗饴 ………………………………… 61

赤砂糖 ……………………………… 61

白砂糖 ·· 62

毛羽类 ·· 63

獭猪肉 ··· 63

猪皮 ··· 64

千里脯 ··· 64

兰熏 ··· 64

猪脂 ··· 66

猪脑 ··· 66

猪胵 ··· 67

猪肺 ··· 67

猪心 ··· 67

猪肝 ··· 67

猪胆 ··· 67

猪腰子 ··· 68

猪石子 ··· 68

猪脾 ··· 68

猪胃 ··· 68

猪肠 ··· 69

猪脬 ··· 69

猪脊髓 ··· 69

猪血 ··· 69

猪蹄爪 ··· 69

猪乳 ··· 69

狗肉 ··· 69

羊肉 ··· 69

羊脂 ··· 70

羊脑 ··· 70

羊骨髓 …… 70
羊血 …… 70
羊脊骨 …… 70
羊肺 …… 71
羊心 …… 71
羊肝 …… 71
羊胆 …… 71
羊腰子 …… 71
羊石子 …… 71
羊脬 …… 72
羊胃 …… 72
羊肠 …… 72
牛肉 …… 72
马肉 …… 72
驴肉 …… 72
骡肉 …… 73
野猪肉 …… 73
豪猪肉 …… 73
虎肉 …… 73
豹肉 …… 73
熊肉 …… 73
象肉 …… 73
羚羊肉 …… 73
山羊肉 …… 74
鹿肉 …… 74
麂肉 …… 74
獐肉 …… 74

狸肉 ·································· 74

貒肉 ·································· 74

玃肉 ·································· 74

狼肉 ·································· 74

兔肉 ·································· 75

水獭肉 ······························ 75

猬肉 ·································· 75

鸡 ···································· 75

鸡冠血 ······························ 75

鸡膆胵 ······························ 76

鸡肠 ·································· 76

鸡卵 ·································· 76

鹅 ···································· 77

鸭 ···································· 77

雉 ···································· 78

鹧鸪 ·································· 78

竹鸡 ·································· 78

鹑 ···································· 78

鹦 ···································· 78

鹬 ···································· 78

鸽 ···································· 78

雀 ···································· 78

燕窝 ·································· 79

鹡鹩 ·································· 79

斑鸠 ·································· 79

鸤鸠 ·································· 79

桑鳸 ·································· 79

莺 ……………………………………………… 79

鹭 ……………………………………………… 79

鸧 ……………………………………………… 79

凫 ……………………………………………… 79

鹈鹕 …………………………………………… 79

雁 ……………………………………………… 79

鹄 ……………………………………………… 79

鹭 ……………………………………………… 79

鹗 ……………………………………………… 80

鳞介类附蚕蛹　蚕蚕 ………………………… 80

鲤鱼 …………………………………………… 80

鲂鱼 …………………………………………… 80

鳙鱼 …………………………………………… 80

鲩鱼 …………………………………………… 81

青鱼 …………………………………………… 81

鳟鱼 …………………………………………… 81

鲻鱼 …………………………………………… 81

白鱼 …………………………………………… 81

鳡鱼 …………………………………………… 82

石首鱼 ………………………………………… 82

鲵鱼 …………………………………………… 82

勒鱼 …………………………………………… 82

鲳鱼 …………………………………………… 82

鲋鱼 …………………………………………… 82

鲞鱼 …………………………………………… 83

鲈鱼 …………………………………………… 83

鲭鱼 …………………………………………… 83

鲂鱼 ………………………………………… 83

鳜鱼 ………………………………………… 83

鮂鱼 ………………………………………… 83

鲦鱼 ………………………………………… 83

银鱼 ………………………………………… 84

蠡鱼 ………………………………………… 84

鲟鱼 ………………………………………… 84

鳇鱼 ………………………………………… 84

鮠鱼 ………………………………………… 84

鲛鱼 ………………………………………… 84

乌鲗 ………………………………………… 85

比目鱼 ……………………………………… 85

鲇鱼 ………………………………………… 85

黄颡鱼 ……………………………………… 85

河豚鱼 ……………………………………… 85

带鱼 ………………………………………… 85

鳍鱼 ………………………………………… 85

海蛇 ………………………………………… 85

虾 …………………………………………… 85

海参 ………………………………………… 86

蟾蜍 ………………………………………… 86

田鸡 ………………………………………… 86

鳗鲡 ………………………………………… 86

鳝 …………………………………………… 87

鳅 …………………………………………… 87

蚺蛇 ………………………………………… 87

白花蛇 ……………………………………… 87

乌蛇 ……………………………………………… 87

龟 ………………………………………………… 88

鳖 ………………………………………………… 88

鼋 ………………………………………………… 89

蟹 ………………………………………………… 89

鲎 ………………………………………………… 89

蛎黄 ……………………………………………… 89

蚌 ………………………………………………… 89

蚬 ………………………………………………… 89

蛤蜊 ……………………………………………… 89

蛏 ………………………………………………… 90

蚶 ………………………………………………… 90

鳆鱼 ……………………………………………… 90

淡菜 ……………………………………………… 90

江瑶柱 …………………………………………… 90

璅蛣 ……………………………………………… 90

西施舌 …………………………………………… 91

海螺 ……………………………………………… 91

田螺 ……………………………………………… 91

螺蛳 ……………………………………………… 91

海蛳 ……………………………………………… 91

吐铁 ……………………………………………… 91

蚕蛹 ……………………………………………… 91

䑋蠡 ……………………………………………… 91

饮食谱跋 ……………………………………………93

跋 …………………………………………………95

校注后记 ……………………………………………97

水饮类^{附淡巴菰} 鸦[①]片

天雨水《战国策》名上池水，陶隐居名半天河，俗名天泉水。 甘，凉。养阳分之阴，瀹[②]茗清上焦之热，体轻味淡，煮粥不稠。宿久澄彻者良。

露水立秋后五日白露降，夜来不可露身出户，故曰：白露身勿露。甘，凉。润燥，涤暑除烦。若秋前之露，皆自地升，苏诗露珠夜上秋禾根是已。云秋禾者，以禾成于秋也。稻头上露，养胃生津；菖蒲上露，清心明目；韭叶上露，凉血止噎；荷花上露，清暑怡神；菊花上露，养血息风。余可类推。

冬雪水 甘，寒。清热解毒，杀虫。温疫热狂、暑喝霍乱，徐徐频灌，勿药可瘳。淹浸食物，久藏不坏。

溪、河、湖、池水^{海水③} 各处清浊不同，非清而色白味淡者不可饮。凡近地无好水，宜饮天泉。或以其水澄清，煮熟而藏之，即为好水。海水咸浊，蒸取其露，即清淡可饮。

井泉水 甘，寒。清下焦之热，煮饭补阴中之阳。新汲者良，咸浊勿用。中煤炭毒，灌之即苏。

食井中每年五月五日午时，入整块雄黄、整块明矾各斤许，

---

① 鸦：各本均作"亚"，今据习惯用语改，下同。
② 瀹（yuè 月）：煮。
③ 海水：原无，据原目录补。

以辟①蛇虫阴湿之毒，或整块朱砂数两尤妙。

食水缸中，宜浸降香一二段，菖蒲根养于水面亦良。水不甚清者，稍以矾澄之，并解水毒。

雨雪之水，皆名天泉。其质最轻，其味最淡，杭人呼曰淡水，瀹茗最良，宜煎清肃涤热诸药。惟杭人饮之，故人文秀美，甲于天下。杭城皆瓦屋，以竹木或砖或铜锡为承溜，周曰承溜，汉曰铜池，宋曰承落，皆檐沟水笕之称也，杭人呼为阁漏。引其水而注诸缸。然必日使人梯而上视，如有鸟恶猫秽之瓦，即以洁瓦易之，再以净帚频为扫除，毋使木叶尘沙之积，则水始洁。若近厨突之屋，必有煤炲之污，勿取其水也；狂风暴雨，必夹尘沙，亦勿取焉②；久晴乍雨，亦勿遽取，恐瓦有积垢，濯之未净也。既注之缸，必待其澄，而后挹③其清者，藏诸别缸，藏久弥良。凡藏水之缸，宜身长而口小者，上以缶④盆幂⑤之，而置于有风无日之所。日晒久则水易耗，而色不白也。置缸之地，甃⑥以砖石，或埋入土中一二尺亦可。先慈嗜茗而取水甚严，蓄水甚精，谨详识之，虽他处亦可仿行，以免水土恶劣之病，不但备烹茶煮药之用已。

溪涧之水，发源于山，清甘者良。水如恶劣，其山必崄巇⑦，或为砒礜⑧毒药之所产，或为虫蛇猛兽之所居。而人之饮

---

① 辟：通"避"。回避，躲避。《周礼·掌交》："使咸知王之好恶辟行之。"
② 焉：图书集成本作"也"。
③ 挹（yì义）：舀，把液体盛出来。
④ 缶（fǒu否）：古代一种大肚子小口儿的盛酒瓦器。
⑤ 幂（mì密）：覆盖。
⑥ 甃（zhòu绉）：砌，垒。
⑦ 崄巇（xiǎnxī显溪）：艰险崎岖。
⑧ 礜（yù玉）：礜石，是制砷和亚砷酸的原料，煅成末，可用来毒老鼠。

食，首重惟水。乍入其乡者饮之，疾病生焉；生于其地者习之，很戾钟焉。欲筹斡旋补救之策，以期革犷狠[1]之俗，而康济斯民者，惟有广凿井泉是为亟务。爰采泰西[2]掘井法于下，庶无井之地，悉可仿而行焉。

高地作井，未审泉源所在，其求之法有四。

第一气试：当夜水气恒上腾，日出即止。今欲知此地水脉安在，宜掘一地窖，于天明辨色时，人入窖以目切地，望地面有气如烟腾腾上出者，水气也。气所出处，水脉在其中。

第二盘试：望气之法，旷野则可。城邑之中、室居之侧，气不可见。宜掘地深三尺，广长任意，用铜锡盘一具，清油微微遍擦之，窖底用木高一二寸以搘，盘偃[3]置之，盘上干草盖之，草上土盖之。越一日开视，盘底有水欲滴者，其下则泉也。

第三缶试：近陶家之处，取瓶缶坯子一具，如前铜盘法用之。水气沁入瓶缶者，其下泉也。无陶之处，以土甓[4]代之，或用羊绒代之。羊绒者，不受湿，得水气必足见也。

第四火试：掘地如前，篝火其底，烟气上升蜿蜒曲折者，是水气所滞，其下则泉也。烟气直上者否。

凿井法有五。

第一择地：山麓为上，蒙泉所出，阴阳适宜；园林室屋所在，向阳之地次之；旷野又次之；山腰者居阳则太热，居阴则太寒为下。此论泉水之高下等第耳，然山腰、山顶亦有甘泉，不可泥也。凿

---

① 犷狠：蛮横强悍。
② 泰西：犹极西。旧泛指西方国家。
③ 偃（yǎn 眼）：仰面倒下。《广雅》："偃，仰也。"
④ 甓（pì 僻）：砖。

井者，察泉水之有无，斟酌避就之。

第二量浅深：井与江河地脉通贯，其水浅深，尺度必①等。今问凿井应深几何？宜度天时旱潦河水所至，酌量加深几何而为之度，去江河远者不论。不论者，不论深浅，而以及泉为度也。泉愈深则水愈美，虽水土恶劣之乡，深泉必清冽无毒也。

第三避震气：地中之脉，条理相通，有气伏行焉，强而密理。中人者九窍俱塞，迷闷而死，俗谓之犯土者是。凡山乡高亢之地多有之，泽国②鲜焉。此地震之所由也，故曰震气。凡凿井遇此，觉有气飒飒侵入，急起避之，俟泄尽，更下凿之。欲候知气尽者，缒灯火下视之，火不灭，是气尽也。

第四察泉脉：凡掘井及泉，视水所从来而辨其土色，若赤埴土，其水味恶。赤埴，黏土也，中为墼为瓦者是。若散沙土，水味稍淡。若黑坟土，其水良。黑坟者，其土色黑稍黏也。若沙中带细石子者，虽赤土、黄土皆佳。其水最良。

第五澄水：凡作井底，用木为下，砖次之，石次之，铅为上。既作底，更加细石子厚一二尺，能令水清而味美。

试水美恶，辨水高下，其法有五。凡江河、井泉、雨雪之水，试法皆同。

第一煮试：取清水置净器煮熟，倾入白瓷器中，候澄清，下有沙土者，此水质浊也，水之良者无滓。又水之良者，以煮物则易熟。

第二日试：清水置白瓷器中，向日下，令日光正射水，视日光中若有尘埃绸缊如游气者，此水质不净也。水之良者，其澄

---

① 必：图书集成本作"不"。
② 泽国：多水的地区，水乡。

澈底。

第三味试：水，元气也。元气无味，无味者真水，凡味皆从外合之。故试水以淡为主，味佳者次之，味恶为下。天泉最淡，故烹茶独胜，而煮粥不稠。

第四称试：有各种水，欲辨优劣，以一器更酌而衡之，轻者为上。

第五纸帛试：用纸或绢帛之类色莹白者，以水蘸而干之，无痕迹者为上。于文，白水为泉，故水以色白为上。

人可以一日无谷，不可以一日无水。水之于人，顾不重欤！苟知掘井试水之法，则在在[1]可饮甘泉而免疾病，且藉以备旱灾，御兵火，一举而数善存焉。余性喜凿井而力有未逮，惟冀同志者勉为之。但井栏之口宜小而多，既免坠溺，仍便引汲也。设无水之地而万难凿井者，更列水库法于后。

水库法

泰西书云：若天府金城，居高乘险，江湖[2]溪涧，境绝路殊，凿井百寻[3]，盈车载绠，时逢亢旱，涓滴如珠；或绝徼[4]孤悬[5]，恒须远汲，长围久困，人马乏竭，如此之类，世多有之。临渴为谋，岂有及哉？计惟恒储雨雪之水，可以御穷。而人情狃[6]近，未或先虑，及其已至，坐槁而已。亦有依山掘地，造作池

---

① 在在：处处，到处。
② 湖：图书集成本作"河"。
③ 寻：古长度单位，八尺为寻。
④ 绝徼（jiào 叫）：极远的边塞之地。
⑤ 孤悬：犹孤立。无所依靠。
⑥ 狃（niǔ 扭）：习惯，满足。

塘，以为旱备。而弥月①不雨，已成龟坼②，徒伤挹注③之易穷，不悟渗漏之实多也。西方诸国，因山为城者，其人积水如积谷。谷防红腐，水防漏渫④。其为计虑，亦略同之。以故作为水库，率令家有三年之蓄，虽遭大旱，遇强敌，莫我难焉！且土方之水比于地中，陈久之水方于新汲，其蠲烦去疾，益人利物，往往胜之。彼山城之人，遇江河井泉之水，犹鄙不屑尝矣。天泉宿水，远胜山泉，此惟杭人知之。名曰水库者，固之其下，使无受渫也；幂之其上，使无受损也。原注：幂防耗损，亦防不洁，故古人井亦有幂也。四行之性，土为至干，土性干，故胜湿，受水太过，是卑滥而为湿土。甚于火矣。水居地中，风过损焉，日过损焉。夏之日大旱，金石流，土山焦，而水独存乎？妄人谓湿热相合为暑，真是梦呓。故固之，故幂之。水库之事有九：一曰具，具者所以庀⑤其物也。细砂、石灰、乌樟、桐油等物。二曰剂，剂所以为之和也。三曰凿，凿所以为之容也。在家、在野，皆可择地而为之，不论方圆，宜下侈上弇⑥为妙。中底以三分之一为坎，渟⑦其垢时，以吸筒吸去之，则年久弥清。四曰筑，筑所以为之地也。底墙皆须筑实，毋使渗漏。五曰涂，涂所以为之固也。筑坚候至八分干，再以乌樟或细灰涂之。六曰盖，盖所以为之幂也。七曰注，注所以为之积也。以承溜引注也。八曰挹，挹所以受其用也。九曰修，修所以为之弥缝其阙也。凡造塘、造窖、造

---

① 弥月：整月。

② 龟坼：形容天旱土地裂开。

③ 挹注：将液体由一容器注入另一容器。

④ 渫（xiè 泄）：污秽。

⑤ 庀（pǐ 痞）：具备。

⑥ 下侈（chǐ 尺）上弇（yǎn 眼）：下面大上面小。侈弇，本指钟口的大与小。后引申为大小、多少。

⑦ 渟（tíng 亭）：水积聚而不流通。

盐地，皆须筑实，毋使渗漏，其事同也。而各处造法，微有不同。若造水库之法，亦可各随其便者。故附载其略于此，智者自能因地制宜。

水仓法

水库或卒难集办，更有水仓一法，较易从事。其法创自乾隆间杨州余君观德。凡水土恶劣之乡，人烟稠密之地，距河稍远之处，皆可仿行，以备兵火、旱灾、疾病诸患。但置旷地一区，缭以土垣，前设门槛，傍曰水仓，中为大院，置大缸数百，或百十只，脚埋入土尺许，满储以水，复置水桶百十只，水龙数具，外镯①以锁。设有灾患，开取甚易。若大家、巨刹，凡有空院者，尤易仿行。为己为人，公私两益，故附载之。

煎药用水歌

何西池《医碥》云：急流迅速堪通便，宣吐洄澜水即逆流水。最宜。百沸气腾能取汗，甘澜劳水流水勺扬万遍，名甘澜水，亦名劳水。意同之。黄齑水吐痰和食，霍乱阴阳水百沸天泉与新汲井水各半也。可医。治疟亦妙。新汲无根皆取井，除烦去热补阴施。地浆解毒兼清暑，亦和中补土。腊雪寒冰疗疫奇。更有轻灵气化水，如蒸露法蒸水，以管接取用之，一名气汗水，亦名水露。虽海水，但蒸取其露，即清淡可饮，以咸浊不能上升也。奇功千古少人知。善调升降充津液，滋水清金更益脾。肺热而肾涸，清金则津液下泽，此气化为水，天气下为雨也。肾涸而肺热，滋阴则津液上腾，此水化为气，地气上为云也。蒸水使水化为气，气复化水，有循环相生之妙。而升降之机，脾为之主，故兼主中枢不运也。

乳汁 甘，平。补血充液填精，化气生肌，安神益智，长筋

---

① 镯（jué 决）：箱子上安锁的纽。

骨，利机关，壮胃养脾，聪耳明目。本身气血所化，初生藉以长成。强壮小儿，周岁即宜断乳，必以谷食，始可培植后天造物之功，不容穿凿。故大人饮乳，仅能得其滋阴养血，助液濡枯，补胃充肌而已。设脾弱气虚，膏粱湿盛者饮之，反有滑泻酿痰、减餐痞闷之虞。且乳无定性，乳母须择肌肤丰白，情性柔和，别无暗疾，不食荤浊厚味者，其乳汁必酽[1]白甘香，否则清稀腥浊，徒增儿病也。

牛、马、蛇肉毒，饮人乳解之。

牛乳 甘，平。功同人乳而无饮食之毒、七情之火。善治血枯便燥、反胃噎膈，老年火盛者宜之。水牛乳良。小儿失乳者，牛、羊乳皆可代也。

马乳 甘，凉。功同牛乳而性凉不腻，故补血润燥之外，善清胆、胃之热，疗咽喉口齿诸病，利头目，止消渴，专治青腿牙疳[2]。白马者尤胜。

羊乳 甘，平。功同牛乳。专治蜘蛛咬毒。白羜[3]羊者胜。

酪酥醍醐 牛、马、羊乳所造。酪上一层凝者为酥，酥上如油者为醍醐。并甘凉润燥，充液滋阴，止渴耐饥，养营清热。中虚、湿盛者均忌之。

茶 微苦、微甘而凉。清心神，醒睡除烦；凉肝胆，涤热消痰；肃肺胃，明目解渴。不渴者勿饮。以春采色青，炒焙得法，收藏不泄气者良。色红者已经蒸庵，失其清涤之性，不能解渴，易成停饮也。普洱产者，味重力峻，善吐风痰，消肉食。凡暑

---

① 酽（nóng 浓）：通"浓"。《韩非子·难势》："雾酽而蚁不能游也。"
② 青腿牙疳：病证名。指患牙疳而兼见下肢青肿。类似于坏血病。
③ 羜（zhù 柱）：出生五个月的小羊。

秽、痧气、腹痛、干霍乱、痢疾等证，初起饮之辄愈。

诸露 凡谷、菜、果、蓏、草、木、花、叶诸品，具有水性之物，皆取其新鲜及时者，依法入甑，蒸溜得水，名之为露。用得其宜，远胜诸药。何者？诸药既干既久，或失本性，譬用陈米作酒，酒力无多。若不堪久藏之物，尤宜蒸露密储。如以诸药煎作汤饮，味故不全，间有因煎失其本性者。惟质重味厚，滋补下焦，如地黄、枸杞之类，必须煎汁也。若作丸散，并其渣滓啖之，殊劳脾运。惟峻厉猛烈之药，宜丸以缓之；冰、麝忌火，诸香必丸而进之；五苓、六一等剂，须散以行之。凡人饮食，盖有三化：一曰火化，烹煮熟烂；二曰口化，细嚼缓咽；三曰胃化，蒸变传运。二化得力，不劳于胃。故食生冷、大嚼急咽，则胃受伤也。胃化既毕，乃传于脾，传脾之物，悉成乳糜，次乃分散达于周身。其上妙者，化气归筋；其次妙者，化血归脉。用能滋益精髓，长养肌体，调和营卫。所云妙者，饮食之精华也，故能宣越流通，无处不到，所存糟粕，乃下于大肠。今世滋补丸剂，皆干药合成，精华已耗，又须受变于胃，传送于脾，所沁入宣布能有几何？不过徒劳脾胃，悉成糟粕下坠而已。朝吞暮饵，抑何愚耶！

汪谢城曰：诸露生津解热，诚为妙品。但肆中贪多而蒸之过久，以致味薄，或羼①他物以取香，如枇杷叶露，亦羼香物，正与嗽证相反，故必自蒸为佳。又中有饮湿者，诸露皆非所宜。

酒 大寒凝海而不冰，其性热也；甘苦辛酸皆不是，其味异也。合欢成礼，祭祀宴宾，皆所必需；壮胆辟寒，和血养气，老

———

①羼（chàn 忏）：搀杂。

人所宜。行药势，剂诸肴，杀鸟兽、鳞介诸腥。陈久者良。多饮必病，故子弟幼时，总不令饮酒，到大来不戒而自不饮矣。凡民日食不过一升，而寻常之量，辄饮斗酒，是一人之饮，足供数人之食。至于盛肴，馔多朋从，其费又不可胜计也。酒之为物，勤俭多妨，故禁酒可以使民富。贞洁之人，以酒乱性；力学之人，以酒废业；盗贼之徒，以酒结伙；刚暴之徒，以酒行凶。凡世间败德损行之事，无不由于酒者。此《书》之所以作《酒诰》[1]，汉时所以三人群饮罚金四两也。酒之为物，志气两昏，故禁酒可以兴民教。富之，教之，诚富国坊[2]民之善术。今蕞尔[3]小邑，岁费造酒之米，必以万石计，不但米价日昂，径至酿成大劫。此其一端也，可不鉴哉！

解酒毒大醉不醒。枳椇子煎浓汁灌；人乳和热黄酒服。外以生熟汤浸其身，则汤化为酒而人醒矣。

酒酿 甘，温。补气养血，助运化，充痘浆。多饮亦助湿热。冬制者耐久藏。

烧酒 一名汗酒。 性烈火热，遇火即燃。消冷积，御风寒，辟阴湿之邪，解鱼腥之气。阴虚火体，切勿沾唇。孕妇饮之能消胎气。汾州造者最胜。凡大雨淋身，及多行湿路，或久浸水中，皆宜饮此，寒湿自解。如陡患泄泻，而小溲清者，亦寒湿病也，饮之即愈。

风寒入脑，久患头痛，及饮停寒积，脘腹久疼，或寒湿久

---

① 酒诰：《尚书》中的篇章，是中国最早的禁酒令，由西周统治者在推翻商代的统治之后发布。

② 坊：通"防"，防范。《礼记·坊记》："故君子礼以坊德，刑以坊淫，命以坊欲。"

③ 蕞（zuì 最）尔：小貌。

痹，四肢酸痛，诸药不效者，以滴花烧酒频摩患处，自愈。若三伏时，将酒晒热，拓^①患处，效更捷。素患冻瘃^②者，亦于三伏时，晒酒涂患处，至冬不作矣。

霍乱转筋而肢冷者，以烧酒摩拓患处效。

解烧酒毒，芦菔汁、青蔗浆随灌。绿豆研水灌，或以枳椇子煎浓汤灌。大醉不醒，急以热豆腐遍体贴之，冷即易，以醒为度。外用井水浸其发，并用故帛浸湿贴于胸膈，仍细细灌之，至苏为度。凡烧酒醉后吸烟，则酒焰内燃而死。又有醉后内火如焚，而反恶寒者，厚覆衣被亦能致死。即口渴饮冷，止^③宜细细饮之，以引毒火外达。若连饮过多，热毒反为骤冷所遏，无由外达，亦多闭伏不救也。

愈风酒方

陈海蛇漂净拭干，晾极燥，十二两　黑大豆　嫩桑枝　松针杵烂。各四两

陈酒七斤，封浸，煮三炷香。

喇嘛酒方　治半身不遂，风痹麻木。

胡桃肉　龙眼肉各四两　杞子　首乌　熟地各一两　白术　当归　川芎　牛膝　杜仲　白芍　豨莶草　茯苓　丹皮各五钱　砂仁　乌药各二钱五分

上十六味，绢袋盛之，入瓷瓶内，浸醇酒五斤，隔水煮浓，候冷，加滴花烧酒十五斤，密封七日。

---

① 拓：千顷堂本作"贴"。

② 冻瘃（zhú竹）：病名，即冻疮。

③ 止：只，仅仅。

健步酒方

生羊肠一具，洗净晾燥　龙眼肉　沙苑蒺藜隔纸微炒　生苡仁淘净晒燥　仙灵脾以铜刀去边毛　真仙茅各四两

上六味，用滴花烧酒二十斤，浸三七日，下部虚寒者宜之。华亭董氏方也，见《三冈识略》[1]。

熙春酒方

生猪板油一斤　甘杞子　龙眼肉　女贞子冬至日采，九蒸九晒　真生地洗净晒干　仙灵脾去边毛　生绿豆洗净晒干。各四两

上七味，滴花烧酒二十斤，封浸一月。茹[2]素者去猪油，加耿柿饼一斤可也。此酒健步驻颜，培养心肾，衰年饮之甚妙。但以猪脂白蜜浸之，名玉液酒。温润补肺，泽肌肤，美毛发，治老年久嗽极效。随息自验。

固[3]春酒方　治风寒湿袭入经络，四肢痹痛不舒，俗呼风气病，不论新久，历治辄效。

鲜嫩桑枝　大豆黄卷或用黑大豆亦可　生苡仁　枢木子即十大功劳红子也，黑者名极木子，亦可用。无则用叶，或用南天烛子亦可。各四两　金银花　五加皮　木瓜　蚕砂各二两　川黄柏　松子仁各一两

上十味，绢袋盛而缝之，以好烧酒十斤，生白蜜四两，共装坛内，将口封固扎紧。水锅内蒸三炷香取起，放泥地上七日，即可饮矣，每日量饮一二杯。病浅者一二斤即愈。

---

[1] 三冈识略：为清代董含居乡所著笔记，据其凡例，系随年记录闻见之事，经历54年始成书。

[2] 茹：食也。《方言》：“吴越之间，凡贪饮食者谓之茹。”注：“今俗呼能粗食者为茹。”

[3] 固：原作“同”，校本均作“固”，以校本义胜，据改。

定风酒方

天冬　麦冬　生地　熟地　川芎　五加皮　牛膝　秦艽各五
钱　川桂枝三钱

上九味，绢袋盛之。以滴花烧酒二十斤，净白蜜、赤砂糖、
陈米醋各一斤，搅匀，浸入瓷坛，豆腐皮封口，压以巨砖，安
水锅内，蒸三炷香。坛须宽大，则蒸时酒弗溢出也。取起，埋土中七
日。此内府方也，功能补血息风而健筋骨，且制法甚奇。凡患虚
风病者，饮之辄愈，而药味平和，衰年频服，极有裨益，并无
流弊。

按：酒性皆热，而烧酒更烈，韧如羊肠，润如猪脂，并能消
化，故不但耗谷麦，亦最损人，尤宜禁之。然治病养老之功亦不
可没。世传药酒，率以刚燥之品助其猛烈，方名虽美，而遗患莫
知。惟此七方，用药深有精义，洵属可传。但饮贵微醺[①]，不可过
恣，始为合法。虚寒衰老之人，寒宵长夜苦难酣眠达晓，宜制小
银瓶，略如鼻烟壶式，口用旋盖，以暖酒灌入，佩于衷衣[②]兜肚
之间，酒可彻夜不凉。丁夜[③]醒时，饮而再睡，不烦人力，恬适
自如，补益之功甚大。若能此外勿饮，更可引年。凡饮酒，并宜
隔汤炖温也。

淡巴菰　辛，温。辟雾露秽瘴之气，舒忧思郁懑[④]之怀，杀
诸虫，御寒湿。前明军营中始吸食之，渐至遍行天下，不料其为

---

① 醺：酒醉貌。
② 衷衣：贴身的内衣。
③ 丁夜：丁为天干第四位，丁夜为四更时，即凌晨一时至三时。
④ 懑（mèn 闷）：愤，烦闷。

鸦片烟之先兆也。然，圣祖最恶之，而昧者犹以熙朝①瑞草②誉之，谬矣。

卧房卑湿，以干烟叶厚铺席下良，并可以辟臭虫、蜈蚣、蛇、蝎诸虫也。

绞肠痧，烟筒中垢如豆大一丸，放病人舌下，掬水灌之，垂死可活。

蛇咬及诸毒虫螫，以烟筒中垢涂之。

鸦片 鸦片入药，亦始前明，李濒湖《本草纲目》收之。国朝乾隆间，始有吸其烟者。初则富贵人吸之，不过自速其败亡；继则贫贱皆吸之，因而失业破家者众，而盗贼满天下。以口腹之欲，致毒流宇内，涂炭生民，洵妖物也，智者远之。亦有因衰病而误坠其中者，以吸之入口，直行清道，顷刻而遍一身，壅者能宣，郁者能舒，陷者能举，脱者能收，凡他药不能治之病，间有一吸而暂效者，人不知其为劫剂，遂诧以为神丹。而因病吸此，尤易成瘾，迨瘾既成，脏气已与相习，嗣后旧疾复作，必较前更剧，而烟亦不能奏效矣。欲罢不能，噬脐③莫及，乃致速死，余见实多，敢告世人，毋蹈覆辙。徐松龛云：天竺自六朝后皆称印度。今五印度④为英吉利⑤所辖，进口货物，近以鸦片为主。宇宙浮孽之气，乃独钟于佛国，何其怪也。

戒法：断瘾之方，验者甚少，且用烟或烟灰者居多，似乎

---

① 熙朝：旧指盛明之世。臣子用以称颂当时朝代。

② 瑞草：古代以为吉祥之草，如灵芝、蓂荚之类。

③ 噬脐：比喻后悔。语出《左传·庄公六年》："若不早图，后君噬齐。"齐，通"脐"。

④ 五印度：即印度。古印度区划为东、西、南、北、中五部，故称。

⑤ 英吉利：即英国在中世纪时期国家和民族的统称。

烟可少吸，一不服药，瘾即如故。惟此方日服，仍可吸烟，旬余瘾自渐减，又不伤身。盖物性相制，此药专治鸦片之毒，故能断瘾，绝无他患也。方用鲜松毛数斤，略杵，井水熬稀膏，每晨开水化服一二钱，或每土一斤，用松树皮半斤，煎汤熬烟，如常吸食，瘾亦渐断。或以一味甘草熬为膏，调入烟内，初且少入，渐以加多，如常吸之，断瘾极效。

解毒：肥皂或金鱼杵烂，或猪屎水和，绞汁灌之，吐出即愈。甘草煎浓汁，俟凉频灌。生南瓜捣，绞汁频灌。青蔗浆恣饮。凡服烟而死，虽身冷气绝，若体未僵硬，宜安放阴处泥地，一经日照，即不可救。撬开牙关，以竹箸①横其口中，频频灌以金汁、南瓜汁、甘草膏之类，再以冷水在胸前摩擦，仍将头发解散，浸在冷水盆内，或可渐活。

谷食类

籼米 甘，平。宜煮饭食。补中养气，益血生津，填髓充肌，生人至宝。量腹节受，过饱伤人。凡患病不饥，妇人初产，感证新愈，并勿食之。磨粉蒸糕，松而不韧，病人弱体可作点心。饭露生津，补虚疗膈。籼种甚多，有早、中、晚三收，赤、白二色，以晚收色白者良。凡不种秔之处，皆呼籼为秔，湖州蒸谷，或炒谷而藏之，作饭尤香。早收者性温，不耐久藏。

---

① 箸（zhù 住）：筷子。

汪谢城曰：凡八谷一类之中，必皆有大小、早晚、黏不黏各种。如稻为一谷，其黏者为糯，不黏者为秔，而籼又秔之别种。呼籼为秔，犹呼穬[1]为大麦，未为大误。吾乡蒸谷、炒谷米，用米少而得饭多，不但取其香也。郑元庆《湖录》论之甚详。

秔米亦作粳。　甘，平。宜煮粥食，功与籼同。籼亦可粥而秔较稠，秔亦可饭而籼耐饥。粥饭为世间第一补人之物，强食亦能致病戕生[2]。《易》云：节饮食。《论语》云：食无求饱。尊生者，能绎其义，不必别求他法也。惟患停饮者不宜啜粥，痧胀霍乱，虽米汤不可入口，以其性补，能闭塞隧络也。故贫人患虚证，以浓米饮代参汤，每收奇绩。若人众之家，大锅煮粥时，俟粥锅滚起沫团，酽滑如膏者，名曰米油，亦曰粥油，撇取淡服，或加炼过食盐少许服亦可，大能补液填精，有裨羸老。至病人、产妇，粥养最宜，以其较籼为柔，而较糯不黏也。亦可磨粉作糕。而嘉兴人不善藏谷，收米入囤，蒸罨[3]变红，名曰冬春米，精华尽去，糟粕徒存，暴殄天物，莫此为甚。炒米虽香，性燥助火，非中寒便泻者忌之。又有一种香秔米，自然有香，亦名香珠米，煮粥时，稍加入之，香美异常，尤能醒胃。凡煮粥宜用井泉水，则味更佳也。

糯米一名元米，亦名占米。　甘，温。补肺气，充胃津，助痘浆，暖水脏。酿酒熬饧[4]，造作饼饵。若煮粥饭，不可频餐，以性黏滞难化也。小儿、病人尤当忌之。冻米，冬月所制。性不黏滞，

① 穬（kuàng 旷）：稻麦等有芒的谷物。
② 戕生：伤害生命。
③ 罨：覆盖，掩盖。
④ 饧（xíng 行）：用米、麦芽等熬成的糖浆。

止泻补脾。炒米，香燥助火，多食伤津。

脾虚泄泻，糯米炒黄磨粉，加白砂糖调服。

虚寒多溺，糯米饭杵为糍，卧时煮热，细嚼食之。

诸米泔，第二次者清而可用。清热止烦渴。

诸禾秆，甘，温。煎汁饮，治寒湿发黄，停食腹胀，消牛肉积。作荐①御寒，暖于棉絮。挼②穰藉靴鞋，暖足去湿。烧灰淋汁冷服，解砒毒。

饴稀者为饴，干者为饧，诸米皆可熬，以糯米熬者为胜。 甘，温。补中益气养血，能助湿热，动火生痰。凡中满、吐逆、疟疾、疳膨、便秘、牙痛、水肿、目赤等证，皆忌之。

鱼脐疔、瘰疬、痫疮，并用饴糖涂。

稻芒、鱼骨鲠喉，及误吞竹、木、钱、钗，中天雄、附子、草乌毒，并宜频食饴糖。

解银黝毒，日用饴糖四两作小丸，不时以麻油吞下，须服过百日外，方无虑。

火烧成疮，饧糖烧灰傅。

粟米色有青黄，粒有粗细，种类不一，亦名梁，俗呼小米。 功用与籼、秔二米略同，而性较凉，病人食之为宜。糯者亦名秫。

汪谢城曰：粱之黏者，固可称秫，而实非治不寐之秫。

黍米北人呼为黄米，以其色黄也，然亦有赤者。 功与籼似，厥性较温，南方所无也。

稷米一名高粱，俗呼芦穄③。 甘，凉。清胃，补气，养脾。糯

---

① 荐：草席，垫子。

② 挼（ruó）：搓揉。

③ 穄（jì祭）：也叫穈子，即黍之不黏者。

者名秫，治阳盛阴虚，夜不得寐，及食鹅鸭成癥。凡黍、稷、粟之糯者，皆可酿酒造饧。而南方稷米，但有不黏者耳。

汪谢城曰：前人本草，分别多误，惟程氏《九谷考》所辨为是。《本草纲目》以黏不黏分黍、稷，是分一谷为二谷也。

小麦面　甘，温。补虚乏，实皮肤，厚肠胃，强筋力。北产重罗者良。造为挂面，可以致远，病人食之甚宜。南方地卑，麦性黏滞，能助湿热，时感及疟痢、疳、疸、肿胀、脚气、痞满、痧胀、肝胃痛诸病并忌之，新麦尤甚。惟单酵水造为蒸饼，较不助病，且可入[①]药。

跌打挫衄[②]，白面同栀子捣匀，水调涂。

远行脚跰[③]成疱，白面水调涂。

大衄血出，飞罗面入盐少许，冷水调服三钱。

人便久泻，飞罗面炒熟，每晨加白砂糖，或炒盐调服。

麸麦皮也。　凡患身体疼痛及疮疡溃烂沾渍，或小儿暑月出痘，溃烂不能着席者，并用夹褥装麸藉卧，性凉而软，洵妙法也。

面筋，麸入水中，洗揉而成。　性凉。解热止渴消烦，劳热人宜煮食之，但不易化，须细嚼之。误吞钱者，以面筋放瓦上炙存性，研末，开水调服。在喉者即吐出，入腹者从大便下。

麦粉，麸洗面筋澄出之浆，滤干成粉，俗呼小粉。甘，凉。可为糁饵、素食、浆衣之用。陈久者炒焦，以醋熬成膏，治一切痈疡、汤火伤。

---

① 入：千顷堂本作“化”。
② 衄（nǜ 恧）：扭，折伤。
③ 跰（jiǎn 茧）：手或脚上因长久磨擦而生的硬皮。

大麦一名䴥[1]麦，一名穬麦。　种类不一，方土不同，今人罕食。药肆以之造麦蘖，金华人以之饲猪，故其肉最佳，而造为兰熏，甲于天下也。

汪谢城曰：麦为小麦，牟为大麦，穬麦一名稞麦，则大麦之别种。南方无牟，即呼穬为大麦，实则同类而异种也。大麦须有消肿之功。穬麦须亦可用。

荍麦亦作荞，俗名乌麦。　甘，温。罗面煮食，开胃宽肠，益气力，御风寒，炼滓秽，磨积滞。与芦菔同食良。以性有微毒而发痼疾，芦菔能制之也。而易长易收，尤为救荒极品，各处皆宜广种为是。另有一种味苦者，虽不堪食，亦可济荒。

小儿丹毒、热疮，荍麦面醋调涂。白浊白带，脾积久泻，休息痢，并宜食此面。

痢疾，炒熟荍麦二钱，砂糖汤调下。

绞肠痧痛，荍麦炒焦，开水调服。

汤火伤，荍面炒黄，水和傅。

玉蜀黍一名玉高粱，俗名苞芦，又名纡粟，又名六谷。　嫩时采得，去苞须，煮食味甚甜美。老则粒坚如石，舂磨为粮，亦为救荒要物。但粗粝性燥，食宜半饱，庶易消化。至东牆[2]稷子，各种杂粮，及黄精、玉竹之类，并可充饥作食，造酒济荒，兹不备载。

苡米　甘，平。健脾益胃，补肺缓肝，清热息风，杀虫胜湿。故治筋急拘挛，风湿痿痹，水肿消渴，肺痿吐脓，咳嗽血

---

①䴥（móu 谋）：大麦。

②东牆（qiáng 强）：也作"东蔷"。即沙蓬。一年生草本，茎由基部分枝，坚硬，具条纹，幼时被毛，叶披针形至线形，花两性，果实近圆形，两面扁平。种子可食，也可榨油。

溢，肺胃肠痈，疝气五淋，干湿脚气，便泻霍乱，黄疸，蛔虫诸病。并煮汤饮，亦可蒸食，煮粥煮饭，无不宜之。脾约便艰，不宜多食。性专达下，孕妇忌之。

黑大豆 甘，平。补脾肾，行水调营，祛风邪，善解诸毒。性滞壅气，小儿不宜多食。服厚朴者忌之。服蓖麻子者，犯之必死。小者名稆豆，品较下，仅堪喂马，故名马料豆。俗谓功胜黑大豆，殊失考也。

辟谷救荒，黑豆淘净，蒸极透，晒干，如是三次，九次更妙。磨细末，柿饼煮烂去蒂、核。与豆末等分捣丸，鸡子大，每细嚼一丸，津液咽下，勿用汤水，可终日不饥。远行携带甚便，且可任吃诸物，略无所忌。又能滋补脾肾，而治噎食、便泻等病。

辟疫稀痘，解诸药毒。黑大豆二合，甘草一钱，煎汁频饮。

黑大豆皮，入药止盗汗。

大豆黄卷，即黑大豆为蘖也。治湿痹、筋挛、膝痛，消水病胀满，非表散药也。

黄大豆 甘，平。补中解毒。宜煮食，炒食则壅气。浸罨发芽，摘根为蔬，味最鲜美。肺痈痧气，生嚼不腥，疑似之间，试之甚验。

痘后痈毒，嚼生黄豆涂之，即溃。浸胖，捣涂诸痈疮亦妙。

青大豆 甘，平。补肝养胃。嫩时剥而为肴，味极鲜美。盐水煮而烘之，可以久藏致远。诸豆有早、中、晚三收，以晚收粒大者良。并可作腐、造酱、榨油。惟青豆性较软，更为食品所宜，荚阔粒扁者尤佳。

兵荒救饥，豆青黄随用。七斗，脂麻黑白不拘。三斗，并淘净即蒸，蒸过即晒，晒干去壳，再蒸再晒，凡三次，捣极熟，丸胡桃大，每细嚼一丸，津液咽下，可三日不饥。诸无所忌。所费不多，一料可济万人。

白豆 豆具五色，功用略同。惟白者夏熟早收，故粒小而性温，能发病也。

赤豆 甘，平。补心脾，行水消肿，化毒排脓。多食耗液。蛇咬者百日内忌之。以紧小而赤黯色者入药，其稍大而鲜红、淡红色者，止为食用，故本草以赤小豆名之。后人以广产木本、半红半黑之相思子，亦有红豆之名，遂致误用。亦犹黑大豆，有紧小为雄一言，而昧者讹为马料豆也。

水肿脚气，赤小豆一斗，煮极烂，取汁五升，温渍足膝，兼食小豆，勿杂食。

水鼓腹大，动摇有声，皮肤黑者，赤小豆三升，白茅根一握，水煮食豆，以消为度。

乳汁不通，赤小豆煮汁饮，或煮粥食。

诸般痈毒，赤小豆生研，入苎根杵匀，鸡子清调傅。

丹毒如火，赤小豆末，鸡子清稀调涂之。

绿豆 甘，凉。煮食清胆养胃，解暑止渴，润皮肤，消浮肿，利小便，已泻痢，析酲①弭②疫。浸罨发芽，摘根为蔬，味极清美。生研绞汁服，解一切草木金石诸药、牛马肉毒。或急火煎清汤冷饮亦可。

绿豆皮，入药，清风热，去目翳，化斑疹，消肿胀。

绿豆粉，宜作糕饵素馔，食之清积热，解酒食诸毒。新汲水调服，治霍乱转筋，解砒石、野菌、烧酒及诸药毒。

---

① 析酲（chéng 成）：解酒，醒酒。
② 弭（mǐ 米）：停止，消除。

暑月痱疮，绿豆粉、滑石和匀扑。

打扑损伤，绿豆粉炒紫色，新汲水调傅，以杉木皮缚定。

杖疮疼痛，绿豆粉炒研，鸡子清和涂。

一切痈肿初起，绿豆粉炒黄黑色，牙皂一两同研，米醋调傅，皮破者油调之。

外肾生疮，绿豆粉、蚓粪等分研涂之。

蚕豆以其熟于蚕时，故名蚕豆，一名佛豆。　甘，平。嫩时剥为蔬馔，味甚鲜美。老则煮食可以代粮，炒食可以为肴。性主健脾快胃，浸以发芽，更不壅滞，亦可煮糜①作糕饵。肆中磨细，挼入小粉，亦可烫皮搓索以混绿豆粉。

豌豆粒圆如珠，《尔雅》名戎菽，《管子》作荏菽，《本草》名胡豆，《唐史》作毕豆，《辽志》作回回豆，俗呼淮豆，亦曰寒豆。　甘，平。煮食，和中，生津止渴，下气，通乳消胀。研末涂痈肿，擦面去黚黣②，亦可作酱用。

豇豆　甘，平。嫩时采荚为蔬，可荤可素。老则收子充食，宜馅宜糕。颇肖肾形，或有微补。

扁豆　甘，平。嫩荚亦可为蔬，子以白者为胜。去皮煮食，补肺开胃，下气止呕，清暑生津，安胎去湿。治带浊时痢，解鱼酒药毒。炒熟则温，健脾止泻。患疟者忌之。

赤白带下，白扁豆为末，米饮下，每服二钱。

毒药伤胎，腹痛口噤，手强头低，自汗，似乎中风，九死一生，人多不识，若作风治，必死无疑。生白扁豆末，米饮服方寸匕，或浓煎汁亦可。亦解轻粉毒，宜冷饮。

---

① 糜：千顷堂本作"仁"。

② 黚黣（gǎnwèi 敢未）：面现黑色。《玉篇》："黚黣，黑色。"

霍乱转筋，生白扁豆末，冷水和，少入醋服，或以藤叶捣汁服。

砒石、诸鸟兽肉毒，生白扁豆末，冷水和服。

扁豆花，治痢疾崩带，解诸药毒。

刀豆 嫩荚可酱以为蔬，蜜以为果，子老入药。甘，平。下气，温中止哕。

薯蓣一名山药。 甘，平。煮食补脾肾，调二便，强筋骨，丰肌体，辟雾露，清虚热。既可充粮，亦堪入馔，不劳灌溉，广种为宜。子名零余子，功用相同。肿胀、气滞诸病均忌。

噤口痢，山药半生半炒，研末，米饮下二钱。

诸肿毒，山药捣烂涂，即散。

甘薯一名番薯，一名地瓜，亦名山薯。 甘，温。煮食补脾胃，益气力，御风寒，益颜色。种类不一，以皮赤、无筋、味纯甘者良。亦可生啖。凡渡海注船者，不论生熟，食少许即安。硗瘠①之地，种亦蕃滋，不劳培壅，大可救饥。切而蒸晒，久藏不坏。切碎同米煮粥食，味美益人。惟性大补，凡时疫、疟痢、肿胀、便秘等证，皆忌之。

调和类

胡麻一名脂麻，俗名油麻。 甘，平。补五内，填髓脑，长肌

---

① 硗（qiāo 敲）瘠：土地不肥沃。

肉，充胃津，明目息风，催生化毒。大便滑泻者勿食。有黑、白二种，白者多脂。相传谓汉时自大宛①来，故名胡麻。生熟皆可食，为肴为饵，榨油并良，而不堪作饭。本草列为八谷之麻，误矣。古人救饥用火麻，即《本经》之大麻，殆即八谷之麻也。

小儿初生，嚼生脂麻，绵包与咂②，最下胎毒，频咂可稀痘。

妇人乳少，脂麻炒研，入盐少许食之。此方可作小菜，杭人呼为脂麻盐，余最喜之，且可治口臭。孕妇乳母，尤宜常食，甚益小儿也。

腰脚疼痛，新脂麻炒香杵末，日服合许，温酒蜜汤任下，以愈为度。

溺血，脂麻杵末，东流水浸一宿，平旦绞汁，煎沸服。

头面诸疮、妇人乳疮、阴疮，生脂麻嚼烂傅。

谷贼稻芒阻喉也，脂麻炒研，白汤下。

汤火伤，诸虫咬伤，脂麻生研涂。

麻酱 脂麻炒如法，磨为稀糊，入盐少许，以冷清茶搅之则渐稠，名对茶麻酱。香能醒胃，润可泽枯。羸老、孕妇、乳媪、婴儿、脏燥、疮家及茹素者，藉以滋濡化毒，不仅为肴中美味也。

脂麻油 甘，凉。润燥，补液息风，解毒杀虫，消诸疮肿。烹调肴馔，荤素咸宜。诸油惟此可以生食，故为日用所珍，且与诸病无忌，惟大便滑泻者禁之。凡方书所载香油，即麻油也，久藏泄气，则香味全失，故须随制随用。渣亦香甘，可为食料。笋得之而味美质软，故麻渣不可以壅③竹。

---

① 大宛：古国名。汉时为西域诸国之一，大约在今费尔干纳盆地。

② 咂：吸，小口儿喝。

③ 壅：图书集成本作"罨"。

漏胎、难产，因血液干涩也。麻油、白蜜各一两，同煎数十沸温服。

小儿丹毒、汤火灼伤，生麻油涂浸，并饮之。

小儿发热，不拘风寒、饮食、时行痘疹，并宜用之。以葱涎入麻油内，手指蘸油，摩擦小儿五心、头面、项背诸处，辄愈。

蛊毒及砒石、河豚毒，多饮生麻油即吐出。

肿毒初起，麻油煎葱黑色，趁热通手旋涂，自消。虽大毒初起，若内服一二斤，毒气自不内攻也。猘犬①、毒蛇咬者，亦宜先饮生麻油一二盏良。

打扑伤肿，麻油熬熟，和醇酒服，以火烧地令热，俾卧之，立愈无痕。

茶油 甘，凉。润燥，清热息风，解毒杀虫，上利头目。烹调肴馔，日用所宜。蒸熟用之，泽发生光。诸油惟此最为轻清，故诸病不忌。燃灯最亮而不损目。泽发不腪②，其渣浣衣去垢，岂他油之浊腻可匹哉！

豆油 甘、辛，温。润燥，解毒杀虫。熬熟可入烹炮③，虽谷食之精华，而肥腻已甚。盛京来者，清澈独优。燃灯甚亮。

菜油 甘、辛，温。润燥杀虫，散火丹，消肿毒。熬熟可入烹炮。凡时感、痧胀、目疾、喉证、咳血、疮疡、痧痘、疟疾、产后，并忌之，以有微毒，而能发风动疾也。世俗以其气香而尚之，罔知其弊，以致疾病缠绵而不察。惟外用涂汤火伤、刮痧、调疮药，皆妙。肆中或以花生、苏子等油羼之。

---

① 猘（zhì 制）犬：疯狗。

② 腪：黏也。

③ 烹炮：烧煮熏炙。

盐　咸，凉。补肾，引火下行，润燥祛风，清热渗湿，明目杀虫，专治脚气。和羹腌物，民食所需。宿久卤尽色白，而味带甘者良。擦牙固齿，洗目去翳，点蒂^①钟坠，傅蛇虫螫，吐干霍乱，熨诸胀痛。

霍乱转筋，盐卤摩拓患处，或以裹脚布浸卤束之。并治诸般脚气。无卤用极咸盐汤亦可。凡无病人，濯足汤中常加盐卤，永无脚疾。

豉俗呼豆豉。　咸，平。和胃，解鱼腥毒，不仅为素肴佳味也。金华造者胜。淡豉入药和中，治温热诸病。

酱　纯以白面造者，咸甘而平，调馔最胜。豆酱以金华兰溪造者佳，咸，平。篘^②油则豆酱为宜，日晒三伏，晴则夜露。深秋第一篘者胜，名秋油，即母油，调和食味，荤素皆宜，痘痂新脱时食之则瘢黑。嘉兴造者咸寒，以少日晒之功也。油亦质薄味淡，不耐久藏。

猘犬咬及汤火伤，未成疮者，以酱涂之。

中砒毒，豆酱调水服。

胎气上冲，及虚逆呕吐，好酱油开水调服。亦解鸦片毒。

醋　酸，温。开胃养肝，强筋暖骨，醒酒消食，下气辟邪，解鱼蟹鳞介诸毒。陈久而味厚气香者良。性主收敛，风寒咳嗽，外感疟痢，初病皆忌。《续文献》云：狮子日食醋、酪各一瓶，故俗谓狮吼^③为吃醋云。

产后血运，热病神昏，惊恐魂飞，客忤中恶，并用铁器烧

---

① 蒂：原作"帝"，据图书集成本改。

② 篘（chōu 抽）：滤。

③ 狮吼：比喻悍妻骂人的声音。

红，更迭淬醋中，就病人之鼻以熏之。

汤火伤，醋淋洗。

诸肿毒，醋调大黄末涂。

糟 甘、辛，温。醒脾消食，调脏腑，除冷气，杀鱼腥毒。以杭绍白糯米所造，不榨酒而极香者胜。拌盐糟藏诸食物，味皆美嫩。惟发风动疾，痧痘、产后、咽喉、目疾、血证、疮、疟均忌之。

以糟入油料制为糟油，调馔香美，然亦发疾，非病人所宜。

扑损打伤及蛇虫蜂螫，酒糟罨。

蜜 蜜者，密也。味甘质润，而性主固密，护内，故能补中益气，养液安神，润肺和营，杀虫解毒。生者凉，熟者平。以色白起沙，而作梨花香者为胜。炼法以器盛置重汤中煮一日，候滴水不散为熟蜜。或以蜜一斤，入水四两，放砂石器内，桑柴火慢熬，掠去浮沫，至滴水成珠亦可。但经火炼，其性温也。若果饵肴馔，渍制得宜，味皆甘美，洵神品哉！忌同葱食。痰湿内盛、胀满呕吐者亦忌。以之丸药，须察其宜，颟顸[1]滥用，焉能济事哉？

汤火、热油伤，蜜涂。

产后口渴，炼蜜调白汤服。

川椒一名蜀椒，一名巴椒，一名汉椒。 辛，热。温中下气，暖肾祛寒，开胃杀虫，除湿止泻，涤秽舒郁，消食辟邪。制鱼腥、阴冷诸物毒，辟蝇、蚋、蜈蚣、蚊、蚁等虫。多食动火堕胎，阴虚内热者忌之。闭口者杀人，中其毒者，冷水解之。

---

[1] 颟顸（mānhān）：糊涂，不明事理。

漆疮作痒，川椒煎汤洗。凡入漆所，嚼川椒涂鼻中，不患漆疮，并辟疫秽邪气。

妇人秃鬓，川椒四两酒浸，密室内日日涂之。

花椒本名秦椒，一名椒[1]。辛，温。调中下气，除湿杀虫，止痛行瘀，解鱼腥毒。

胡椒 辛，热。温中除湿，化冷积，止冷痛，去寒痰，已寒泻，杀一切鱼肉、鳖、蕈、阴冷食毒。色白者胜。多食动火烁液，耗气伤阴，破血堕胎，发疮损目，故孕妇及阴虚内热、血证、痔患，或有咽喉、口齿、目疾者皆忌之。绿豆能制其毒。

发散寒邪，胡椒、丁香各七粒，碾碎，以葱白杵膏，和涂两手心，合掌握定，夹于大腿内侧，温覆取汗。

蜈蚣咬，嚼胡椒封。

辣茄一名椒，一名椒，亦名越椒，俗名辣子，亦曰辣椒、辣虎、辣枚子。各处土名不一，其实即古人重九所佩之食茱萸也。 辛、苦，热。温中燥湿，御风寒，杀腥消食，开血闭，快大肠。种类不一，先青后赤。人多嗜之，往往致疾。阴虚内热，尤宜禁食。

丁香 辛，温。暖胃，去湿散寒，辟恶杀虫，消痞解秽，已冷利，止冷痛，疗虚哕，补虚阳，制酒肉、鱼蟹、瓜果诸毒。古人噙之奏事，治口臭也。阴虚内热人忌之。

辟秽，丁香一两为末，川椒六十粒和之，绢囊盛佩。

过食蟹、蚌、瓜果致病，丁香末五分，姜汤下。

乳头裂破，丁香末傅，并治痈疽恶肉，外以膏药护之。

阴冷，母丁香为末，纱裹如指[2]大纳入。

---

① 椒（huǐ悔）：花椒的古称。
② 指：原作"抬"，据醉六堂本、图书集成本、千顷堂本改。

反胃，母丁香一两为末，盐梅肉捣丸芡子大，每噙一丸。

胃寒吐泻，母丁香、橘红等分研，蜜丸豆大，米汤下一丸。

桂皮 辛，温。暖胃，下气和营，燥湿去风，杀虫止痛，制鸟兽、鳞介、瓜果诸毒。血虚内热、温暑时邪诸病均忌。

桂花 辛，温。辟臭，醒胃，化痰。蒸露、浸酒、盐渍、糖收、造点、作馅，味皆香美悦口。亦可蒸茶油泽发。

松花 花上黄粉，及时拂取，和白砂糖作糕饵，食之甚美。亦可酿酒。主养血息风。多食亦能助热。单服治泻痢，随证以汤调。

椿芽 香椿嫩叶也。甘、辛，温。祛风解毒。入馔甚香，亦可瀹熟①腌焙为脯，耐久藏。多食壅气动风，有宿疾者勿食。

玫瑰花 甘、辛，温。调中活血，舒郁结，辟秽和肝。蒸露熏茶，糖收作馅，浸油泽发，烘粉悦颜，酿酒亦佳。可消乳癖。

茉莉花 辛、甘，温。和中下气，辟秽浊，治下痢腹痛。熏茶、蒸露、入药皆宜。珍珠兰更胜。

甜菊花 甘，凉。清利头目，养血息风，消疔肿。点茶、蒸露、酿酒皆佳。苦者勿用。余如野蔷薇、金银花，功用略同，可类推也。

久患头风，或目疾时作，甘菊花去蒂装枕用。

疔肿垂死，甘菊花一握，捣汁饮，冬月取根用。

女人阴肿，甘菊苗杵烂煎汤，先熏后洗。

薄荷叶 辛、甘、苦，温。散风热，清利头目、咽喉、口齿诸病，和中下气，消食化痰，开音声，舒郁遏，辟秽恶邪气，疗

---

① 熟：醉六堂本、图书集成本、千顷堂本均作"热"。

霍乱㾬疮。酿酒、蒸糕、熬糖、造露均妙。惟虚弱多汗者忌之。

鼻衄，薄荷叶塞。

血痢，薄荷叶煎服。

蛇、蜂、猫伤，薄荷叶绞汁涂。

汪谢城曰：薄荷多服，耗散真气，致生百病。余尝亲受其累，不可不知。如浸火酒，拌水烟，人多嗜之，实阴受其害而不觉耳！

紫苏叶　辛、甘，温。下气安胎，活血定痛，和中开胃，止嗽消痰，化食，散风寒。治霍乱脚气，制一切鱼、肉、虾、蟹毒。气弱多汗①、脾虚易泻者忌食。

干霍乱，紫苏煎服，并治蛇咬及中蟹毒。

乳痈肿痛，紫苏汤频饮，渣滓封患处。

金疮、跌打出血，紫苏杵烂傅，并治猘犬咬。

茴香　辛、甘，温。调中开胃，止痛散寒。治霍乱、蛇伤、癫疝、脚气，杀虫辟秽。肴馔所宜，制鱼肉腥臊、冷滞诸毒。

小便频数而色清不渴者，茴香淘净，盐炒研末，炙糯米糕蘸食。

莳萝一名小茴。　辛、甘，温。开胃健脾，散寒止痛，杀虫消食，调气止呕。定腰、齿之疼，解鱼、肉之毒。

---

① 汗：千顷堂本作"寒"。

蔬食类

葱　辛、甘，平。利肺通阳，散痈肿，祛风达表，安胎止痛，通乳和营。主霍乱转筋、奔豚、脚气，调二便，杀诸虫，理跌扑金疮，制鱼肉诸毒。四季不凋，味辛带甘而不臭者良。气虚易汗者不可单食，又忌同蜜食。

胎动下血，葱白煎浓汁饮，未死即安，已死即下，未效再饮。

中恶卒死，急取葱心黄刺入鼻中，男左女右，入七八寸，血出即愈。并以葱刺入耳中五寸，亦治自缢垂死。

小儿无故卒死，以葱白纳入下部及两鼻孔内，气通或嚏即生。

小儿盘肠内钓腹痛，以葱汤洗儿腹，仍捣葱贴脐上，良久，溺出痛止。

小便闭胀，葱白三斤，锉炒，帕包二个，更互熨小腹。

阴囊肿痛，煨葱入盐杵烂涂。

赤白痢，葱白一握，细切，和米煮粥，日日食之。

一切肿毒，葱白杵烂，和蜜涂。并治跌打杖伤，金疮挫脑，流注走痛，筋骨痹疼，脑破血流，痈毒初起，均宜厚傅，可取立效。

乳痈初起，葱白煮^①汁饮，并解金银毒。

韭 辛、甘，温。暖胃补肾，下气调营。主胸腹腰膝诸疼，治噎膈、经产诸证，理打扑伤损，疗蛇、狗、虫伤。秋初韭花，亦堪供馔。韭以肥嫩为胜，春初早韭尤佳。多食昏神。目证、疟疾、疮家、痧痘后均忌。

产后血运，切韭安瓶中，沃以热醋，令气入鼻中。

产后怒哭伤肝，呕青绿水，韭汁入姜汁少许和服。

卒然中恶，韭汁注鼻中。

漏脯郁肉^②、诸食物毒，韭汁灌之。

薤 辛，温。散结定痛，宽胸，止带安胎，活血治痢。多食发热。忌与韭同。

奔豚气痛，捣薤汁服。

赤白痢、产后痢、小儿疳痢，薤白和米煮粥食。

汤火伤，薤白和蜜杵涂。

蒜 今名小蒜，俗曰夏蒜，相传此为中国之蒜。 辛，温。下气止痛，杀虫。发风损目，病后忌之。

葫 今名大蒜，汉时自西域来。 生辛、热，熟甘、温。除寒湿，辟阴邪，下气暖中，消谷化肉，破恶血，攻冷积。治暴泻腹痛，通关格便秘，辟秽解毒，消痈杀虫。外灸痈疽，行水止衄，制腥臊、鳞介诸毒。入药以独子者良。昏目损神，不宜多食。阴虚内热，胎产、痧痘、时病、疮疟、血证、目疾、口齿喉舌诸患咸忌之。子、苗皆可盐藏，叶亦可茹，性味相似。

干、湿霍乱转筋，噤口痢，鼻渊，鼻衄不止，并捣蒜贴涌

---

① 煮：图书集成本、千顷堂本均作"煎"。
② 漏脯郁肉：腐败变质的肉食。

泉穴。

水肿、溺闭，大蒜、田螺、车前子等分杵，摊脐中。

喉痹肿痛、诸物鲠喉，并以大蒜塞鼻中。

阴疽阴毒，以蒜片安疮顶，艾炷灸之。

蛇、蝎、蜈蚣咬，杵蒜封之。

心腹冷痛、虚寒泻痢，陈年醋浸大蒜，食数颗。

芸薹 辛，滑，甘，温。烹食可口。散血消肿，破结通肠。子可榨油，故一名油菜。形似菘而本削，茎狭叶锐，俗呼青菜，以色较深也。发风动气，凡患腰脚、口齿诸病，及产后、痧痘、疮家、锢疾①、目证、时感，皆忌之。

游风丹毒，妇人乳吹，并以油菜捣敷。兼可煎洗诸疮。

芫荽本名胡荽。 辛，温。散寒，辟邪解秽，杀虫止痛，下气通肠，杀鱼腥，发痘疹。多食损目，凡病忌之。子，性味略同。

上七品，二氏②以为荤菜，谓其损性灵也。

痘证不达，胡荽二两切碎，以酒二大盏煎沸沃之，盖定，勿令泄气，候冷去滓，微微含喷，从项背至足令遍，勿喷头面。按《直指方》云：痘疹不快，用此喷之，以辟恶气。床帐上下左右，皆宜挂之，以御天癸淫佚③、寒湿诸气，一应秽恶，所不可无。然惟儿体虚寒，天时阴冷，喷之故妙。若儿壮实，及春夏晴暖，阳气发越之时，用之助虐，以火益火，胃中热炽，毒血聚蓄，则必变黑陷也。不可不慎！今人治痘疹，不辨证之寒热、时之冷暖，

---

① 锢（gù 固）疾：积久难治的疾病。锢，通"痼"。《汉书·贾谊传》："失今不治，必为锢疾。"颜师古曰："锢疾，坚久之疾。"

② 二氏：指佛、道两家。

③ 淫佚：纵欲放荡。

辄用芫荽子入药者，误人多矣。

芥 辛甘而温。御风湿，根味尤美；补元阳，利肺豁痰，和中通窍，腌食更胜。开胃性平。以冬收细叶无毛、青翠而嫩者良。一名雪里蕻，晴日刈^①之，晾至干瘪，洗净，每百斤以燥盐五斤，压实腌之。数日后，松缸一伏时^②，俾卤得浸渍；如卤少，泡盐汤候冷加入，仍压实。一月后开缸，分装坛瓮，逐坛均以卤灌满浸为法，设卤不敷，仍以冷盐汤加之，紧封坛口，久食不坏，生熟皆宜，可为常馔。若将腌透之菜于晴燥时一日晒极干，密装干洁坛内，陈久愈佳，香能开胃，最益病人。用时切食，荤素皆宜。以之烧肉，虽盛暑不坏。或切碎腌装小坛，毋庸卤浸，但须筑实密封，尤堪藏久。腌芥卤煮食物，味甚鲜美。若坛盛埋土中，久则清澈如水，为肺痈、喉证神药。春芥发风动气，亦可腌食，病人忌之。

白芥子研末，水调如糊，以纸密封半时，可作食料。辛热爽胃，杀鱼腥、生冷之毒。多食动火，内热者忌之。入药治痰在胁下及皮里膜外者。

菘 一名白菜，以其茎色白也。亦有带青色者，然本丰茎阔，迥非油菜。甘，平。养胃，解渴，生津。荤素咸宜，蔬中美品。种类不一，冬末^③最佳。腌食晒干，并如上法，诸病不忌。喻氏尝云：白饭青蔬，养生妙法，肉食者鄙，何可与言？鲜者滑肠，不可冷食。

黄矮菜 一作黄芽菜。 甘，平。养胃。荤素皆宜，雪后更佳，

---

① 刈（yì 艺）：割。
② 一伏时：一昼夜。
③ 末：千顷堂本作"味"。

但宜鲜食。北产更美，味胜珍羞。亦可为菹^①，诸病不忌。

芜菁 即蔓菁，一名九英菘，一名诸葛菜。一种根如芦菔者，名大头菜，向产北地，今嘉兴亦种之。 腌食咸甘。下气开胃，析醒消食，荤素皆宜。肥嫩者胜，诸病无忌。其子入药，明目养肝。

芦菔 俗名萝卜。 生者辛、甘，凉。有去皮即不辛者，有皮味亦不辛，生啖胜于梨者，特少耳。润肺化痰，祛风涤热。治肺痿吐衄，咳嗽失音，涂打扑、汤火伤，救烟熏欲死，噤口毒痢，二便不通，痰中类风，咽喉诸病。解酒毒、煤毒 并捣汁饮、面毒、一名来服，言来麰^②之所服也。俗作莱菔。茄子毒。消豆腐积，杀鱼腥气。熟者甘温。下气和中，补脾运食，生津液，御风寒，肥健人，已带浊，泽胎养血，百病皆宜。四季有之，可充粮食。故《膳夫经》^③云：贫窭^④之家，与盐、饭偕行，号为三白，不仅为蔬中圣品已。种类甚多，以坚实无筋、皮光肉脆者胜。荤肴素馔，无不宜之。亦可腌晒作腊，酱制为脯。

守山粮：用坚实芦菔，不拘白赤。洗净蒸熟，俟半干捣烂，再以糯米舂白，浸透蒸饭，捣如糊，二物等分合杵匀，泥竹壁上，待其自干，愈久愈坚，不蛀不烂。如遇兵荒，凿下掌大一块，可煮成稀粥一大锅，食之耐饥。或做成土坯式砌墙亦可。有心有力者，不可不知之。

反胃噎食、沙石诸淋、噤口痢疾、肠风下血，蜜炙芦菔，细嚼，任意食之。

----

① 菹（zū 租）：酸菜，腌菜。

② 来麰：古时大小麦的统称。

③ 膳夫经：即《膳夫经手录》，唐代杨晔撰，为烹饪书、茶书。书中介绍了26种食品的产地、性味和食用方法，此外还概述了饮茶的历史，介绍了各地的茗茶。

④ 贫窭（jù 据）：贫穷。

肺痿咳血，芦菔和羊肉或鲫鱼，频煮食。

消渴，芦菔煮猪肉频食，或捣汁和米煮粥食亦可。

浑身浮肿及湿热腹胀，出了子芦菔，_{名地骷髅。}煎浓饮。

叶，辛，苦。瀹过可鲜茹，可腌食，可晒干久藏。或生菜挂干，俟芦菔罢时洗净，浸去苦味，切碎，和米煮饭，俭乡虽有年亦尔，不仅为救荒之食也。若于立冬日采而露之，任其雨淋日晒，雪压风吹，至立春前一日入瓮封藏。如不燥透，收悬屋内，俟极干入瓮。凡一切喉证、时行瘟疫、斑疹疟痢、水土不服、饮食停滞、痞满疳疸、胀泻、脚气、痧毒诸病，洗净浓煎，服之并效。

子，入药，治痰嗽、齁喘、气鼓、头风、溺闭及误服补剂。

胡芦菔_{皮肉皆红，亦名红芦菔。然有皮肉皆黄者。}辛、甘，温。下气宽肠。气微燥，虽可充食，别无功用。

羊角菜 苦、辛、甘，温。下气。病人忌食，能动风也。煎汤可洗痔疮，捣罨风湿痹痛。

菠薐_{亦名菠菜。} 甘、辛，温。开胸膈，通肠胃，润燥活血。大便涩滞及患痔人宜食之。根味尤美，秋种者良。惊蛰后不宜食，病人忌之。

蒸菜_{亦名甜菜。} 甘、苦，凉。清火祛风，杀虫解毒，涤垢浊，稀痘疮，止带调经，通淋治痢。妇人、小儿尤宜食之。老者良。先用清水煮去苦味，其汤浣衣，最去油垢。然后再煮食之。或云：即古之葵菜也。

苋 甘，凉。补气清热，明目滑胎，利大小肠。种类不一，以肥而柔嫩者良。痧胀、滑泻者忌之，尤忌与鳖同食。

蛇、蜂、蜈蚣螫，捣苋汁服，渣敷患处。

徐灵胎云：尝见一人头风痛甚，两目皆盲，遍求良医不效，有乡人教用十字路口及人家屋脚边野苋菜，煎汤注壶内，塞住壶嘴，以双目就壶熏之，日渐见光，竟得复明。愚按：本草苋通九窍，其实主青盲明目。而苋字从见，益叹古圣取义之精。

同蒿一名蓬蒿，亦呼蒿菜。　甘、辛，凉。清心养胃，利腑化痰。荤素咸定，大叶者胜。

芹　甘，凉。清胃，涤热祛风，利口齿、咽喉、头目。治崩带、淋浊、诸黄。白嫩者良。煮勿太熟。旱芹味逊，性味略同。

荠　甘，平。明目，养胃和肝。治痢辟虫。病人可食。

姜　辛，热。散风寒，温中去痰湿，止呕定痛，消胀杀虫。治阴冷诸疴，杀鸟兽、鳞介、秽恶之毒。可酱渍，可糖腌。多食、久食，耗液伤营。病非风寒外感、寒湿内蓄，而内热阴虚、目疾、喉患、血证、疮疡、呕泻有火、暑热时疟、热哮火喘、胎产、痧胀及时病后、痧痘后，均忌之。

闪拗手足，跌打损伤，生姜、葱白杵烂，和面炒热罨。

初伏日，以生姜穿线，令女子贴身佩之，年久愈佳，治虚阳欲脱之证甚妙，名女佩姜。

莴苣　微辛、微苦，微寒、微毒。通经脉，利二便，析酲消食，杀虫蛇毒。可腌为脯。病人忌之。茎叶性同，姜汁能制其毒。

苦菜本名荼，一名苦苣，亦名苦荬，北人甚珍之。　苦，寒。清热明目，补心，凉血除黄，杀虫解暑。疗淋痔，愈疔痈。入馔先瀹去苦味，盛暑以之煨肉犹凝，故脾胃虚寒者忌之。不可共蜜食。或云：蚕妇亦不宜食。

血淋、溺血，苦荬一把，酒、水各半，煎服。

诸疔，捣苦荬汁涂，能拔根。或预采青苗，阴干研末，水调傅亦妙。

蒲公英一名黄花地丁。　甘，平。清肺利膈，化痰散结，消痈，养阴凉血，舒筋固齿，通乳益精。嫩可为蔬，老则入药，洵为上品。今人但以治乳患，抑何陋耶？别有紫花地丁，一名如意草，甘凉。清热补虚，消痈凉血，耐饥益气，为救荒仙草。以生嚼无草气，故可同诸草木叶咀食充饥也。

萱萼干而为菹，名黄花菜，一名金针菜。　甘，平。利膈，清热养心，解忧释忿，醒酒除黄。荤素宜之，与病无忌。

马兰　甘、辛，凉。清血热，析酲解毒，疗痔杀虫。嫩者可茹、可菹、可馅，蔬中佳品，诸病可餐。

蒲蒻即香蒲根，《诗》云：其蔌[①]维何？维笋及蒲是矣。　甘，凉。清热养血，消痈，明目，利咽喉，坚牙，通二便。其花中蕊屑，名蒲黄，细若金粉。当欲开时便取之，可密收作果食。入药凉血消瘀，炒黑又专止血，为喉舌诸血证妙品。按草木嫩时可茹者，在在有之。惟各处好尚不同，名谓不一，因限于篇幅，繁不胜搜。姑谱一二如上，以例其余。

莼亦作蒓。　甘，凉，柔滑。吴越名蔬。下气止呕，逐水治疸。柔嫩者胜。时病忌之。

一切痈疽，莼菜捣傅，未成即消，已成毒即散。

海带　咸、甘，凉。软坚散结，行水化湿。故内而痰饮、带浊、疳胀、疝瘕、水肿、奔豚、黄疸、脚气，外而瘿瘤、瘰疬、痈肿、瘘疮，并能治之。解煤火毒，析酲消食。荤素金宜。短细

---

① 蔌（sù 速）：蔬菜的总称。

者良。海藻、昆布，粗不中食，入药功同。

紫菜 甘，凉。和血养心，清烦涤热。治不寐，利咽喉，除脚气、瘿瘤，主时行泻痢，析酲开胃。淡干者良。

石华 甘、咸，寒，滑。专清上焦客热，久食愈痔，而能发下部虚寒。盛夏煎之，化成胶冻。寒凝已甚，中虚无火者忌食。粗者名麒麟菜，性味略同。

海粉 甘，凉。清胆热，去湿化顽痰，消瘿瘤，愈瘰疬。

发菜本名龙须菜。 与海粉相同，而功逊之。

苔菜 咸，凉。清胆，消瘰疬、瘿瘤，泄胀化痰，治水土不服。

木耳 甘，平。补气耐饥，活血。治跌扑伤，凡崩淋、血痢、痔患、肠风，常食可瘳。色白者胜。煮宜极烂，荤素皆佳。

香蕈 甘，平。开胃。治溲浊不禁。包边圆嫩者佳。俗名香菰。痧痘后、产后、病后忌之，性能动风故也。

蘑菰 甘，凉。味极鲜美，荤素皆宜。开胃化痰。嫩而无砂者胜。多食发风动气，诸病人皆忌之。

鲜蕈一名土菌。 甘，寒。开胃。蔬中异味。以寒露时松花落地所生者，无毒，最佳。荤素皆宜。病人均忌。或洗净沥干，以麻油或茶油沸过，入秋油浸收，久藏不坏。设莫辨良毒，切勿轻尝。中其毒者，以地浆、金汁解之。

茭白一名菰笋，一名茭笋。 甘，寒。清湿热，利二便，解酒毒，已癫痫，止烦渴、热淋，除鼻皱、目黄。以杭州田种肥大纯白者良。精滑、便泻者勿食。

茄一名落苏。 甘，凉。活血止痛，消痈，杀虫已疟，故一名草鳖甲。消肿宽肠。治传尸劳、瘕疝诸病。便滑者忌之。种类不一，以细长深紫，嫩而子少者胜。荤素皆宜，亦可腌晒为脯。秋后者微毒，病人勿食。

妇人血黄，老茄竹刀切片，阴干为末，温酒下二钱。

肠风下血，经霜茄子，连蒂烧存性研，每日空心，酒服二钱匕。

癫疝、胎疝，双蒂茄悬房门上，出入视之，茄蔫①所患亦蔫，茄干亦干矣。又法：双茄悬门上，每日抱儿视之二三次，钉针于上，十余日消矣。

磕伤青肿，老黄茄极大者，切如指厚，新瓦焙研，温酒服二钱匕，卧一宿，了无痕迹。

热毒疮肿，生茄一枚，割去二分，去瓤二分，似罐子形，合患处即消。如已出脓，再用取瘥。

喉痹，糟茄或酱茄，细嚼咽汁。

乳裂，老茄裂开者，阴干，烧存性，研，水调涂。

瓠芦亦作壶卢，俗作葫芦，一名瓠瓜，俗呼蒲芦。 甘，凉。清热，行水通肠。治五淋，消肿胀。其嫩叶亦可茹。故《诗》云幡幡瓠叶，采之烹之也。种类不一，味甘者嫩时皆可食。苦者名瓠瓜，入药用。老则皆可为器。

冬瓜一名白瓜。 甘，平。清热，养胃生津，涤秽除②烦，消痈行水。治胀满、泻痢、霍乱，解鱼酒等毒。诸病不忌，荤素咸宜。惟冷食则滑肠耳！以搭棚所种，瓜不着地、皮色纯青、多毛、味纯甘而不酸者良。

诸般渴痢，煮冬瓜食之，并饮其汁。亦治水肿，消暑湿。若

---

① 蔫（niān 拈）：植物失去水分而萎缩。
② 除：千顷堂本作"治"。

孕妇常食，泽胎化毒，令儿无病。与芦菔同功。

发背，冬瓜截去头，合疮上，瓜烂，截去再合，以愈为度。已溃者合之，亦能渐敛。

练，瓜瓤也。甘，平。绞汁服，止消渴，治淋，解热毒。洗面澡身去黯黠，令人白皙。

子，古方所用瓜子，皆冬瓜子也。甘，平。润肺，化痰浊，治肠痈。

皮，甘，平。祛风热，治皮肤浮肿，跌扑诸伤。

叶，清暑。治疟痢、泄泻，止渴，疗蜂螫、恶疮。

藤，秋后齐根截断，插瓶中，取汁服，治肺热、痰火、内痈诸证良。

丝瓜一名天罗。　甘，凉。清热解毒，安胎行乳，调营补阳通络，杀虫理疝，消肿化痰。嫩者为肴，宜荤宜素。老者入药，能补能通，化湿除黄，息风止血。

痘疮不快，初出或未出，多者令少，少者令稀，老丝瓜近蒂三寸，连皮烧存性研，砂糖汤调下。

喉痹，丝瓜捣汁灌之。

痈疽不敛，丝瓜捣汁频抹。

酒痢，或便血腹痛，或肛门患痔，干丝瓜煅存性，研，酒服二钱。兼治乳汁不通、经阻气痛、腰痛、疝痛、酒积、黄疸等病。

化痰止嗽，丝瓜煅存性研末，枣肉丸弹子大，每一丸酒下。

风热牙痛，丝瓜一条，以盐擦过，煅存性，研，频擦。兼治腮肿，水调敷。

小儿浮肿，丝瓜、灯心、葱白等分，煎浓汁服，并洗。

叶，嫩时可茹。绞汁服，治瘀秽腹痛。性能消暑解毒，捣贴疔肿甚妙。

虫癣，侵晨采带露丝瓜叶七片，逐片擦七下。忌鸡鱼发物。

睾丸偏坠，丝瓜叶煅存性三钱，鸡子壳烧灰二钱，同研，温酒下。

汤火伤，捣丝瓜叶敷。

苦瓜一名锦荔枝。　青则苦寒涤热，明目清心，可酱可腌。鲜时烧肉，先瀹去苦味，虽盛夏而肉汁能凝，中寒者勿食。熟则色赤，味甘性平，养血滋肝，润脾补肾。

菜瓜一名越瓜，一名梢瓜。　生食甘寒，醒酒涤热。糖腌充果，醯酱为菹，皆可久藏。病目者忌。

黄瓜一名胡瓜，《随园食单》误作王瓜。　生食甘寒，清热利水。可菹可馔，兼苽蔬之用。而发风动热，天行病后，疳、疟、泻、痢、脚气、疮疥、产后、痧痘皆忌之。

喉肿、眼痛，老黄瓜一条，上开一小孔去瓤，入芒硝令满，悬阴处，待硝透出，刮下吹点。

杖疮、汤火伤，五月五日，掐黄瓜入瓶内，封挂檐下，取水扫之。

南瓜　早收者嫩，可充馔，甘温耐饥，同羊肉食则壅气；晚收者甘凉，补中益气，蒸食味同番薯，既可代粮救荒，亦可和粉作饼饵。蜜渍充果食。凡时病、疳、疟、疸、痢、胀满、脚气、痞闷、产后、痧痘皆忌之。

解鸦片毒，生南瓜捣汁频灌。

戒鸦片瘾，宜用南瓜蒸熟多食，永无后患。

火药伤人，生南瓜捣敷，并治汤火伤。

枪子入肉，南瓜瓤敷之即出。晚收南瓜，浸盐卤中备用，亦良。

胎气不固，南瓜蒂煅存性研，糯米汤下。

虚劳内热，秋后将南瓜藤齐根剪断，插瓶内取汁服。

芋　煮熟甘滑利胎，补虚涤垢，可荤可素，亦可充粮。消渴宜餐，胀满勿食。生嚼治绞肠痧，捣涂痈疡初起，丸服散瘰疬，并奏奇功。煮汁洗腻衣，色白如玉。捣叶罨毒箭及蛇、虫伤。

笋竹萌也。　甘，凉。舒郁，降浊升清，开膈消痰。味冠素食。种类不一，以深泥未出土而肉厚色白，味重软糯，纯甘者良。可入荤肴，亦可盐煮，烘干为腊，久藏致远。出处甚繁，以天目早园为胜。小儿勿食，恐其咀嚼不细，最难克化也。毛竹笋，味尤重，必现掘而肥大极嫩，堕地即碎者佳。荤素皆宜，但能发病，诸病后、产后均忌之。闽人造为漉笋，以货远方，极嫩者胜。煮①去劣味，始可入馔，产处州者较优。惟山中盛夏之鞭笋、严寒之冬笋，味虽鲜美，与病无妨。

豆腐一名菽乳。　甘，凉。清热润燥生津，解毒补中，宽肠降浊。处处能造，贫富攸宜，洵素食中广大教主也，亦可入荤馔。冬月冻透者味尤美。以青黄大豆，清泉细磨，生榨取浆，入锅点成后嫩而活者胜。

其浆煮熟未点者为腐浆。清肺补胃，润燥化痰。

浆面凝结之衣，揭起晾干为腐皮，充饥入馔，最宜老人。

点成不压则尤嫩，为腐花，亦曰腐脑。

榨干所造者有千层，亦名百叶，有腐干，皆为常肴，可荤可

---

①煮：图书集成本作"煎"。

素。而腐干坚者，甚难消化，小儿及老弱、病后皆不宜食。芦菔能消其积。

由腐干而再造为腐乳，陈久愈佳，最宜病人。其用皂矾者，名青腐乳，亦曰臭腐乳，疳膨、黄病、便泻者宜之。生榨腐渣，炒食，名雪花菜。熟榨者，仅堪饲猪。

豆腐泔水，浣衣去垢。一味熬成膏，治臁疮甚效。

休息久痢，醋煎豆腐食。

杖后青肿，切豆腐片贴之，频易，或以烧酒煮贴，色红即易，不红乃已。

解盐卤毒，熟豆腐浆灌之。

果食类

梅 酸，温。生时宜蘸盐食，温胆生津，孕妇多嗜之。以小满前肥脆而不带苦者佳。食梅齿齼①，嚼胡桃肉解之。多食损齿，生痰助热，凡痰嗽、疳膨、痞积、胀满、外感未清、女子天癸未行及妇女汛期前后、产后、痧痘后，并忌之。青者盐腌，曝干为白梅，亦可蜜渍糖收法制，以充方物②。半黄者烟熏为乌梅，入药及染色用之。极熟者榨汁，晒收为梅酱，古人用以调馔。故《书》曰：若作和羹，尔惟盐梅也。

喉痹乳蛾，青梅二十枚，盐十二两，腌五日，取梅汁，入明

---

① 齿齼（chǔ 楚）：牙齿接触酸味的感觉。
② 方物：本地产物，土产。

矾三两，桔梗、白芷、防风各二两，牙皂三十条，俱研细末，拌汁和梅，入瓶收之，每用一枚噙咽。凡中风痰厥，牙关不开，以此擦之亦妙。

梅核膈气，半黄梅子，每个用盐一两，腌一日夜，晒干，又浸又晒，至水尽乃止。用青钱三个，夹二梅，麻线缚定，通装瓷罐内，封埋土中百日取出。每用一枚，含之咽汁，入喉立愈。

刺在肉中，白梅肉嚼傅。亦治刀箭伤出血。

乳痈肿毒，白梅煅存性研，入轻粉少许，麻油和围，初起、已溃皆可用。诸疮胬肉，乌梅肉烧存性研傅。

久崩、久痢、便血日久，乌梅烧存性研，米饮下二钱。

蛔虫上行，蛔结腹痛，乌梅煎汤饮。

指头肿痛，乌梅肉和鱼鲊^①捣封。

梅花，半开时收藏，或蜜渍，或点茶，或蒸露，或熬粥均妙。以绿萼白梅为佳。入药舒肝解郁，清火稀痘。

梅叶，解水毒。洗葛衣，则去霉点而不脆。

杏 甘、酸，温。须俟熟透食之，润肺生津。以大而甜者胜。多食生痰热、动宿疾，产妇、小儿、病人尤忌之。亦可糖腌蜜渍，收藏致远，以充方物。其核中仁，味苦入药，不堪食。

阴疮烂痛，杏仁烧黑，研膏傅。

阴户虫痒，杏仁烧存性，研烂，绵裹纳入。

肛𧏾^②痒痛，杏仁杵膏频傅。

小儿脐烂成风，杏仁去皮研傅。

箭镝在咽，或刀刃在咽膈诸隐处，杵杏仁傅。

---

①鲊：醉六堂本、图书集成本、千顷堂本均作"鲝"。

②𧏾（nì逆）：虫食病。

杏叶，煎汤，洗眼癣良。

叭哒杏 甘，凉。润肺，补液，濡枯。仁味甘平，补肺润燥，止咳[1]下气，养胃化痰。阔扁尖弯如鹦哥嘴者良。去衣，或生或炒，亦可作酥酪。双仁者有毒，勿用。寒湿痰饮、脾虚肠滑者忌食。

桃 甘、酸，温。熟透啖之，补心活血，解渴[2]充饥。以晚熟大而甘鲜者胜。多食生热，发痈疮、疟痢、虫疳诸患。可作脯，制酱造醋。凡食桃不消，即以桃枭[3]烧灰，白汤下二钱，吐出即愈。

别有一种水蜜桃，熟时吸食，味如甘露，生津涤热，洵是仙桃。北产者良，深州最胜；太仓、上海亦产，较逊。

桃枭桃实在树，经冬不落，正月采收，中实者佳。煎汤服，止盗汗，已痁疟[4]。

桃仁治产后阴肿，炒研傅。妇人阴疮。杵烂绵裹塞。

李一名嘉庆子。 甘、酸，凉。熟透食之，清肝涤热，活血生津。惟携李为胜，而不能多得。不论何种，以甘鲜无酸苦之味者佳。多食生痰助湿，发疟痢，脾弱者尤忌之。亦可盐曝、糖收、蜜渍为脯。

柰 南产实小名林檎，一名来禽，一名花红。其青时体松不涩者，一名棽果。甘酸温。下气生津，和中止泻。瀹汤代茗，味极清芬，均以大者胜。多食涩脉滞气，发热生痰。北产实大名频

---

① 咳：图书集成本作"嗽"。

② 解渴：千顷堂本无此二字。

③ 桃枭：经冬不落的干桃子。明代李时珍《本草纲目·果一·桃枭》："桃子干悬如枭首磔木之状，故名。"

④ 痁（shān 山）疟：疟疾。

婆，俗呼苹果。甘凉轻软，别有色香，润肺悦心，生津开胃，耐饥醒酒，辟谷救荒，洵果中仙品也。

栗 甘，平。补肾益气，厚肠止泻，耐饥，最利腰脚，解羊肉毒。辟谷济荒，生熟皆佳，点肴并用。嫩时嚼之，作桂花香；老者风干，则甜而嫩。同橄榄食，风味尤美。以钱塘产者良。凡食均须细嚼，连液吞咽则有益。若顿食至饱，反壅气伤脾。其外感未去、痞满、疳积、疟痢、瘰疬、产后、小儿、病人、不饥便秘者并忌之。以生极难化，熟最滞气也。

枣 鲜者甘凉，利肠胃，助湿热，多食患胀泻、热渴，最不益人，小儿尤忌。干者甘温，补脾养胃，滋营充液，润肺安神，食之耐饥，亦可浸酒。取瓤作馅，荤素皆宜。杀乌头、附子、天雄、川椒毒。卧时口含一枚，可解闷香。以北产大而坚实肉厚者，补力最胜，名胶枣，亦曰黑大枣。色赤者名红枣，气香味较清醇，开胃养心，醒脾补血，亦以大而坚实者胜。可取瓤和粉作糕饵。焚之辟邪秽。歉岁均可充粮。义乌所产为南枣，功力远逊，仅供食品。徽人所制蜜枣，尤为腻滞。多食皆能生虫助热、损齿生痰。凡小儿、产后及温热、暑湿诸病前后、黄疸、肿胀、疳积、痰滞，并忌之。

梨 甘，凉。润肺清胃凉心，涤热息风，化痰已嗽，养阴濡燥，散结通肠，消痈疽，止烦渴，解丹石、烟煤、炙煿、膏粱、曲糵①诸毒。治中风不语、痰热惊狂、温暑等疴，并绞汁服，名天生甘露饮。以皮薄心小，肉细无渣，略无酸味者良，北产尤佳。切片贴汤火伤，止痛不烂。中虚寒泻、乳妇、金疮忌之。新

---

① 曲糵（niè 聂）：酒曲。

产及病后，须蒸熟食之。与芦菔相间收藏则不烂。可捣汁熬膏，亦可酱食。

木瓜 酸，平。调气和胃养肝，消胀舒筋，息风去湿。蜜渍、酒浸。多食患淋，以酸涩太过也。专治转筋，能健腰脚，故老人宜佩也。

脚气筋挛，以木瓜切片囊盛，日践踏之。

霍乱转筋，木瓜一两煎服，仍煎汤浸青布，裹其足。

辟臭虫，木瓜片铺席下。

反花痔，木瓜末，鳝鱼身上涎，调涂。

霉疮结毒，木瓜一味研末，水法丸，日以土茯苓汤下三钱。

柿俗作[①]柿。 鲜柿甘寒，养肺胃之阴，宜于火燥津枯之体。以大而无核，熟透不涩者良。或采青柿以石灰水浸过，则涩味尽去，削皮啖之，甘脆如梨，名曰绿柿。凡中气虚寒、痰湿内盛、外感风寒、胸腹痞闷、产后病后、泻痢、疟疝、痧痘后皆忌之。不可与蟹同食。

干柿，甘，平。健脾补胃，润肺涩肠，止血充饥，杀疳疗痔，治反胃，已肠风。老稚咸宜，果中圣品，以北产无核者胜。惟太柔腻，不堪藏久。柿饼、柿花功用相似，体坚耐久，并可充粮。

反胃便泻，并以柿饼饭上蒸熟，日日同饭嚼食，能不饮水更妙。凡小儿初食饭时，亦如此嚼喂甚良。

产后嗽逆，气乱心烦，柿饼碎切煮汁饮。

痰嗽带血，大柿饼饭上蒸熟，每用一枚，批开，掺真青黛一

---

① 作：图书集成本作"名"。

钱，卧时食之，薄荷汤下。

痘疮入目，柹饼日日食之。

解桐油、银黝毒，多食柹饼。

热痢血淋，柹饼细切，同秔米煮粥食。

柹霜，乃柹之精液，甘凉清肺。治吐血、咯血、劳嗽、上消、咽喉、口舌诸病甚良。

柹蒂，下气。治咳逆、噎哕、气冲不纳之证。

柹漆，另有一种小柹，虽熟而色不赤，名曰椑柹，亦曰漆柹。须于小暑前柹未生核时，采而捣烂，其汁如漆，可以染罾①葛，造扇，盖性能却水也。亦可生啖，性尤冷利。

石榴 甘、酸，温，涩。解渴析酲。多食损肺伤齿，助火生痰，最不益人，但供观美而已。皮可染皂。

中虫毒，石榴皮煎浓饮。

腿肚生疮，初起如粟，搔之渐开，黄水浸淫，痒痛溃烂，遂致绕胫而成锢疾，酸榴皮煎浓汁，冷定频扫。

花，治吐血，研末吹鼻止衄血，亦傅金疮出血，以千叶大红者良。按诸花忌浇热水，惟此花可以烈日中灌溉，并宜以荤浊、热汤浇之则益茂，但勿着咸味耳！正月二十日分枝，则当年即花，物性之难测如此。余幼时见业师王烺中先生善养此花，而人罕知其法，故附识以传于世。

橘 甘，平。润肺，析酲解渴。闽产者名福橘；黄岩所产，皮薄色黄者，名蜜橘。俱无酸味而少核，皆为佳品。然多食生痰聚饮，风寒咳嗽及有痰饮者勿食。味酸者，恋膈滞肺，尤不益

---

① 罾（zēng 增）：古代一种用木棍或竹竿做支架的方形鱼网。

人。并可糖腌作脯，名曰橘饼。以其连皮造成，故甘辛而温，和中开膈，温肺散寒，治嗽化痰，醒酒消食。

橘皮，解鱼蟹毒，化痰下气。治咳逆呕哕、噫噎胀闷、霍乱疟疾、泻痢便秘、脚气诸病皆效。去白者名橘红，陈久愈良，福橘皮为胜。或瀹茗时入一片，亦妙。惟化州无橘，俗尚化州橘红，其色不红，皆柚皮也。

产后溺闭不通，橘红二钱为末，空心温酒下。

乳吹，橘皮一两，甘草一钱，水煎服。

鱼骨鲠，橘皮常含咽汁。

嵌甲痛不能行，橘皮煎浓汤，浸良久，甲肉自离，轻手剪去，以虎骨末敷之。

橘核，治疝气乳痈。

橘叶，消痈肿，治乳癖。

金橘《广州志》名夏橘。《上林赋》曰卢橘。　甘，温。醒脾，下气辟秽，化痰止渴，消食解酲。其美在皮，以黄岩所产、形大而圆、皮肉皆甘而少核者胜。一名金蛋。亦可糖腌压饼。

橙皮　甘，辛。利膈辟恶，化痰消食析酲，止呕醒胃，杀鱼蟹毒。可以为菹，可以拌蔀，可以为酱，糖制宜馅，蜜制成膏。嗅之则香，咀之则美，洵佳果也。肉不堪食，惟广东产者，可与福橘争胜。

香橙饼

橙皮二斤，切片　白砂糖四两　乌梅肉二两，同研烂　入甘草末一两　檀香末五钱

捣成小饼，收干藏之。每噙口中，生津舒郁，辟臭解酲，化浊痰，御岚瘴，调和肝胃，定痛止呕。汤瀹代茶，亦可供客。

柑 甘，寒。清热，止渴，析酲。以永嘉所产者名瓯柑，核少无滓最胜，京师呼为春橘。多食滑肠停饮，伤肺寒中。凡气虚脾弱，风寒为病，产妇、小儿及诸病后忌之。种类甚多，大小不一。海红柑，树小而结实甚大，皮厚肉红，可久藏，俗呼文旦。生枝柑，形不圆，色青肤粗，味微酸，留之枝间，大可耐久，俟味变甘，乃带叶折，故名。俗呼蜜罗。

柑皮，辛、甘，凉。下气调中，解酒，杀鱼腥气。可以入茗，或去白焙研末，点汤入盐饮。亦有用汤瀹过，以之煨肉者。

柚一名朱栾，一名香栾。俗作香橼者非。 酸寒。辟臭，消食，解酲。多食之弊，更甚于柑。种类甚繁，大小不一。俗呼大者为香脬，小者为香圆。

柚皮，辛苦而甘。消食化痰，散愤懑之气。陈久者良。

佛手柑《图经》名枸橼，亦名香橼，今人误以柚之小者为香橼，盖失考也。 辛，温。下气醒胃，豁痰辟恶，解酲，消食止痛。多食耗气，虚人忌之。金华产者胜，味不可口，而清香袭人。置之案头，可供玩赏。置芋片于蒂，而以湿纸围护，经久不瘪[①]。捣蒜罨其蒂，则香更充溢，浸汁浣葛纻最妙。亦可蜜渍收藏。入药以陈久者良，蒸露尤妙。其花功用略同。

枇杷 甘，平。润肺，涤热，生津。以大而纯甘、独核者良。多食助湿生痰，脾虚滑泻者忌之。蜜饯、糟收，可以藏久。

叶，毛多质韧，味苦气平，隆冬不凋，盛夏不萎，禀激浊扬清之性，抱忘炎耐冷之姿。静而能宣，凡风温、温热、暑燥诸邪在肺者，皆可藉以保柔金而肃治节；香而不燥，凡湿温、疫疠、

---

① 瘪：千顷堂本作"变"。

秽毒之邪在胃者，皆可用以澄浊气而廓中州。本草但言其下气止渴，专治呕嗽、哕噫，何其疏耶？宜以夏前采叶，刷毛洗净，切碎，净锅炒燥，入瓶密收，用以代茶常饮，可免时气沾染，真妙法也。亦可蒸露。

山楂 亦作查，一名山里果。北产者大，亦名棠球，俗名红果。 酸、甘，温。醒脾气，消肉食，破瘀血，散结消胀，解酒化痰，除疳积，已泻痢。大者去皮核，和糖蜜捣为糕，名楂糕，色味鲜美，可充方物。入药以义乌产者胜。多食耗气、损齿易饥，空腹及羸弱人，或虚病后忌之。

痘疹干黑危困，山楂为末，紫草煎，酒调服一钱，轻者白汤下，即时红活。

食肉不消，山楂四两，水煮食，并饮其汁。

肠风下血，山楂为末，艾汤调服。

恶露不行，腹痛，山楂煎汤，调砂糖服。

杨梅 甘、酸，温。宜蘸盐少许食，析醒止渴，活血消痰，涤肠胃，除烦溃恶气。盐藏蜜渍，酒浸糖收，为脯为干，消食止痢。大而纯甜者胜。多食动血，酸者尤甚，诸病挟热者忌之。

树皮，煎汤洗恶疮疥癣，漱牙痛。澄冷服，解砒毒。研末烧酒调敷，治远近挛筋。烧灰油调，敷汤火伤。

樱桃 甘，热。温中，不宜多食，诸病皆忌，小儿远之，酸者尤甚。青蔗浆能解其热。

银杏 一名白果。 生，苦，平，涩。消毒杀虫，涤垢化痰，擦面去皱疱、黖黵、皴皱及疥癣、疳䘌、阴虱。熟，甘、苦，温。暖肺益气，定喘嗽，止带浊，缩小便。多食壅气动风，小儿发惊动疳。中其毒者，昏晕如醉，白果壳或白鲞头煎汤解之。食或太多，甚至不救，慎生者不可不知也！

小便频数，肠风下血，赤白带下，并以白果煨熟，去火气，细嚼，米饮下。

手足皲裂，下疳阴虱，头面癣疮，并用生白果杵烂，涂擦。

针刺入肉，瓷锋嵌脚，水疔暗疔，并将白果肉浸菜油中，年久愈佳，捣敷患处。

胡桃一名核桃。　甘，温。润肺益肾，利肠，化虚痰，止虚痛，健腰脚，散风寒，助痘浆，已劳喘，通血脉，补产虚，泽肌肤，暖水脏，制铜毒，疗诸痈，杀羊膻，解齿龋。以壳薄肉厚、味甜者良。宜馅宜肴，果中能品[①]。惟助火生痰，非虚寒者勿多食也。

风寒感冒，头痛身热，胡桃肉、葱白、细茶、生姜共杵烂，水煎热服，汗出而痊。内热者去姜加白砂糖。

小便频数，胡桃肉，卧时嚼之，温酒下。

石淋痛楚，胡桃肉一斤，同细米煮浆粥，日日食之。

小肠气痛，便毒初起，并以胡桃煅研，温酒下。

背痛、附骨疽未成脓者，胡桃十个，煨熟去壳，槐花一两同研，热酒调下。

疔疮、恶疮，胡桃破开，取肉嚼烂，仍安壳内，合疮上，频换。

压扑损伤，胡桃肉杵烂，温酒顿服。

榛　甘，平。补气开胃，耐饥长力，厚肠，虚人宜食。仁粗大而不油者佳。亦可磨点成腐，与杏仁腐皆为素馔所珍。

---

① 果中能品：千顷堂本无此四字。

梧桐子 甘，平。润肺清热，治疝，诸病无忌。鲜更清香。

桑椹 甘，平。滋肝肾，充血液，止消渴，利关节，解酒毒，祛风湿，聪耳明目，安魂镇魄。可生啖，宜微盐拌食。可饮汁，或熬以成膏，或曝干为末。设逢歉岁，可充粮食。久久服之，须发不白。以小满前熟透、色黑而味纯甘者良。

熟桑椹，以布滤取汁，瓷器熬成膏收之，每日白汤或醇酒调服一匙。老年服之，长精神，健步履，息虚风，靖虚火，兼治水肿胀满、瘰疬结核。

槠子 有甜、苦二种。苦者煮炒令熟，味亦带甘。并可食，亦可磨粉充粮，耐饥止泻。气实肠燥者勿食。患酒膈者，苦槠煮熟，细嚼频食自愈。

橡实 栎树子也。其壳可染皂，故一名皂斗。 苦，温。须浸透，去其涩味，蒸煮极熟食之。补脾胃，益气力，止泻耐饥。性似栗槠。可御凶年。杜工部客秦州，尝采以自给，其嫩叶亦可煎饮代茶。

痈坚如石，不作脓，橡斗子用醋于青石上磨汁涂，干则易，自平。

荔枝 甘温而香。通神益智，填精充液，辟臭止疼，滋心营，养肝血。果中美品，鲜者尤佳，以核小肉厚而纯甜者胜。多食发热、动血、损齿，凡上焦有火者忌之。

食之而醉者，即以其壳煎汤，或蜜汤解之。

痘疮不发，荔枝肉浸酒饮，并食之。忌生冷。

诸疔，荔枝肉、白梅肉各三个，捣饼贴之，根即出。

龙眼 一名桂圆，俗呼圆眼。 甘，温。补心气，定志安神，益脾阴，滋营充液。果中神品，老弱宜之。以核小、肉厚、味纯甘者良。然不易化，宜煎汁饮。外感未清、内有郁火、饮停气滞、胀满不饥诸候均忌。

玉灵膏一名代参膏。　自剥好龙眼肉，盛竹筒式瓷碗内，每肉一两，入白洋糖一钱，素体多火者再入西洋参片如糖之数。碗口幂以丝绵一层，日日于饭锅上蒸之，蒸至百次。凡衰羸老弱，别无痰火、便滑之病者，每以开水瀹服一匙，大补气血，力胜参、芪。产妇临盆服之尤妙。

核，研末，名骊珠散，傅刀刃、跌打诸伤，立能止血定痛，愈后无瘢。

壳，研细，治汤火伤。焚之辟蛇。

橄榄一名青果。　酸[①]、甘，平。开胃生津，化痰涤浊，除烦止渴，凉胆息惊，清利咽喉，解鱼、酒、野蕈毒。盐藏药制，功用良多。点茶亦佳。以香嫩多汁者胜。

河豚、鱼鳖诸毒，诸鱼骨鲠，橄榄捣汁，或煎浓汤饮。无橄榄，以核研末，或磨汁服。

下疳，橄榄烧存性研，油调敷，兼治耳足冻疮。

稀痘，橄榄核常磨浓如糊，频与小儿服之。

榄仁，甘，平。润肺，解毒杀虫，稀痘，制鱼腥，涂唇吻燥痛。小儿及病后，宜以为果饵。

榧　甘，温。润肺止嗽化痰，开胃杀虫，滑肠消谷。可生啖，可入素羹。猪脂炒，皮自脱。以细而壳薄者佳。多食助火，热嗽非宜。

肠胃诸虫患，每晨食榧肉七枚，以愈为度。

---

① 酸：千顷堂本无此字。

海松子 甘，平。润燥，补气充饥，养液息风，耐饥温胃，通肠辟浊，下气香身，最益老人。果中仙品，宜肴宜馅，服食所珍。

槟榔 苦、甘，温，涩。下气消痰，辟瘴杀虫，析醒化食，除胀泄满，宣滞破坚，定痛和中，通肠逐水。制肥甘之毒，膏粱家宜之。尖长质较软，色紫而香，俗呼枣儿槟榔者良。且能坚齿，解口气。惟虚弱人及淡泊家忌食。

枳椇一名鸡距子。 甘，平。润燥止渴除烦，利大小肠，专解酒毒。多食发蛔虫。

无花果 甘，寒。清热，疗痔润肠，上利咽喉。中寒忌食。

蒲桃 甘，平。补气，滋肾液，益肝阴，养胃耐饥，御风寒，强筋骨，通淋逐水，止渴安胎。种类甚多，北产大而多液、味纯甜者良，无核者更胜。可干可酿。枸杞同功。

胎上冲心，蒲桃煎汤饮，无则用藤叶亦可。

呕哕、霍乱、溺闭、小肠气痛，并以蒲桃藤叶煎浓汁饮。外可淋洗腰脚腿痛。

附种蒲桃法：正月末，取蒲桃嫩枝，长四五尺者，卷为小圈，令紧实。先治地土松而沃之以肥，种之，止留二节在外。候春气透发，众萌竟吐，而土中之节不能条达，则尽萃于出土之二节，不二年成大棚。其实如枣，且多液也。

落花生一名长生果。 煮食甘平，润肺，解毒，化痰；炒食甘温，养胃，调气，耐饥。入馔颇佳，榨油甚劣。以肥白香甘者良。有火者但宜煮食。

西瓜 甘，寒。清肺胃，解暑热，除烦止渴，醒酒凉营，疗喉痹口疮，治火毒时证。虽霍乱泻痢，但因暑火为病者，并可绞汁灌之。以极甜而作梨花香者胜。一名天生白虎汤。多食积寒助湿。每患秋病，中寒多湿，大便滑泄、病后、产后均忌之。食瓜腹胀者，以冬腌干菜瀹汤饮，即消。瓜瓤喂猪，肉味美色佳而不腻。瓜肉，曝干腌之，亦可酱渍，以作小菜，食之已目赤、口疮。肉外青皮，以瓷锋刮下，名西瓜翠衣，入药凉惊涤暑。

瓜子，生食化痰涤垢，下气清营。一味浓煎，治吐血、久嗽皆妙。剥配橙钉①，作馅甚美。带壳炒香佐酒，为雅俗共赏之尤。大者胜。

甜瓜 甘，寒。涤热利便，除烦，解渴疗饥，亦治暑痢。种类匪②一，以清香甘脆者胜。多食每患疟痢。凡虚寒多湿、便滑腹胀、脚气及产后、病后皆忌之。其子亦可食。

黄疸、鼻瘜、湿家头痛，并用瓜蒂为末，吹鼻内，口含冷水，俟鼻出黄水愈。

藕 甘，平。生食生津，行瘀止渴，除烦开胃，消食析酲。治霍乱口干，疗产后闷乱。罨金疮，止血定痛，杀射罔、鱼蟹诸毒。熟食补虚，养心生血，开胃舒郁，止泻充饥。捣罨冻疮。亦可入馔，果中灵品，久食休粮。以肥白纯甘者良。生食宜鲜嫩，煮食宜壮老。用砂锅，桑柴缓火煨极烂，入炼白蜜收干食之，最补心脾。若阴虚肝旺，内热血少及诸失血证，但日熬浓藕汤饮之，久久自愈，不服他药可也。老藕捣浸澄粉，为产后、病后、衰老、虚劳妙品。但须自制，市物恐搀杂不真也。市中熟藕多杂秽物，故易糜烂，最不宜食，诸病皆忌。藕节入药，功专止血。

藕实 即莲子。 鲜者甘平，清心养胃。治噤口痢，生熟皆宜。

---

① 钉（dìng 定）：旧指堆迭于器皿中的菜蔬果品，一般仅供陈设。
② 匪：通"非"。《易经·涣卦》："匪夷所思。"

干者甘温，可生可熟，安神补气，镇逆止呕，固下焦，已崩带、遗精，厚肠胃，愈二便不禁。可磨以和粉作糕，或同米煮为粥饭，健脾益肾，颇著奇勋。以红花所结、肉厚而嫩者良。但性涩滞气，生食须细嚼，熟食须开水泡，剥衣挑心煨极烂。凡外感前后、疟疸疳痔、气郁痞胀、溺赤便秘、食不运化及新产后皆忌之。

汪谢城曰：陈莲子虽久煮不糜，取莲根新出嫩芽同煮，则烂矣。

薏，莲子心也。苦凉。敛液止汗，清热养神，止血固精，所谓能靖君相火邪也。

劳心吐血，莲心七枚，糯米二十一粒为末，酒下。

心动精遗，莲心一钱研末，入辰砂一分，淡盐汤下。

莲须，苦，涩。治遗精失血。

莲花，贴天泡疮。以一瓣书人字于上，吞之，可催生。研末酒服方寸匕，治跌打呕血。白者蒸露，清心、涤暑、凉营。千叶小瓣者，鲜服壮阳。

莲房，莲蓬壳也。破血，亦能止血。酒煮服，治胎衣不下。水煎饮，解野蕈毒。

杆，通气舒筋，升津止渴。霜后采者，清热止盗汗，行水愈崩淋。

叶，功用与房略同。其色青，其象震，故能升发胆中清气以达脾气，凡脾虚气陷而为便泻不运者，可佐入培中之剂，如荷米煎之类是也。古方荷叶烧饭，即是此义。盖烧饭即煮饭，后人拘泥字面，不解方言，入火烧焦，全失清芬气味矣。凡上焦邪盛，治宜清降者，切不可用。东垣清震汤之谬，章杏云已力辨其非。

试察其能治痘疮倒陷，则章氏之言益信。《痘疹论》云：痘疮倒陷，若由风寒外袭，窍闭血凝，渐变黑色，身痛肢厥者，温肌散邪，则气行而痘自起也。用霜后荷叶贴水紫背者，炙干，白直僵蚕炒去丝，等分为末，每服五分，温酒或芫荽汤调下。盖荷叶能升发阳气，散瘀血，留好血；僵蚕能解结滞之气故也。此药平和易得，而活人甚多，胜于人牙、龙脑多矣，名南金散。

阳水浮肿，败荷叶烧存性研，每二钱，米饮下，日三。

诸般痈肿，荷叶蒂不拘多少，煎汤淋洗，拭干，以飞过寒水石，同腊猪脂涂之，能拔毒止痛。

孕妇伤寒，大热烦渴，恐伤胎气，嫩卷荷叶焙干五钱，蚌粉减半，共研，每三钱，新汲水入蜜调服，并涂腹上，名罩胎散。

胎动已见黄水，干荷蒂一枚，炙研，糯米淘汁一钟调下。

赤白痢，荷叶煅研，每二钱，糖汤下。

脱肛，贴水荷叶焙研，酒服三钱，并以荷叶盛末坐之。

赤游火丹，新生荷叶杵烂，入盐涂。

阴肿痛痒，荷叶、浮萍、蛇床，煎汤日洗。

漆疮，干荷叶煎汤洗。

刀斧伤，荷叶煅研傅。

遍身风疠，荷叶三十张，石灰一斗，淋汁合煮渍之，半日乃出，数日一作。

芡实一名鸡头。　甘，平。补气益肾固精，耐饥渴，治二便不禁，强腰膝，止崩淋带浊。必蒸煮极熟，枚齿细咀，使津液流通，始为得法。鲜者盐水带壳煮而剥食亦良；干者可为粉作糕，煮粥代粮，亦入药剂，惟能滞气，多食难消。禁忌与莲子同。其茎嫩时可茹，能清虚热。根可煮食，祲①岁济饥。叶一张须圆圆者。煎汤服，治胞衣不下。

菱芰 鲜者甘凉，析酲清热，多食损阳助湿，胃寒脾弱人忌之。老者风干，肉反转嫩。熟者甘平，充饥代谷，亦可澄粉，补气厚肠。多食滞气，胸腹痞胀者忌之。芡花向日，菱花向月，故芡暖而菱寒。镜号菱花，谓女人容貌如月也。

凫茈 即荸荠，一名乌芋，一名地栗。 甘，寒。清热消食析酲，疗膈杀疳，化铜辟蛊，除黄泄胀，治痢调崩。以大而皮赤味甜，无渣者良，风干更美。多食每患胀痛，中气虚寒者忌之。煮熟性平，可入肴馔，可御凶年。澄粉点目，去翳如神。味亦甚佳，殊胜他粉。

辟蛊，荸荠晒干为末，每白汤下二钱。蛊家知有此物，即不敢下。

血崩，荸荠一岁一枚，煅存性研，酒调下。

便血，捣荸荠汁一钟，好酒半钟和，空心温服。

赤白痢，午日午时，取完好荸荠，洗净拭干，勿令损破，安瓶内，入好烧酒浸之，黄泥密封收藏。每用二枚，细嚼，空心，原酒下。

慈姑 俗作茨菰，一名白地栗，一名河凫茈。 甘、苦，寒。用灰汤煮熟去皮食，则不麻涩。入肴加生姜以制其寒。功专破血通淋，滑胎利窍。多食发疮动血，损齿生风。凡孕妇及瘫痪、脚气、失血诸病，尤忌之。

百合 甘，平。润肺补胃，清心定魄息惊，泽肤通乳，祛风

---

① 祲（jìn 尽）：旧谓阴阳气相侵的灾祸之气。

涤热，化湿散痈。治急黄，止虚嗽，杀蛊毒，疗悲哀，辟诸邪，利二便。下平脚气，上理咽喉。以肥大纯白味甘而作檀香气者良。或蒸或煮，而淡食之，专治虚火劳嗽。亦可煮粥、煨肉、澄粉食，并补虚羸，不仅充饥也。入药则以山中野生、弥小而味甘者胜。风寒痰嗽、中寒便滑者勿食。

山丹俗呼红花百合。种类不一，亦有黄花者。 甘、苦，凉[1]。清营涤暑，润燥通肠。剥去外一层，水浸去苦味，或蒸或煮，加白洋糖食之耐饥。亦可煮粥、澄粉，补力虽逊，似亦益人。忌同上。

按：藕粉、百合粉之外，尚有嘉定澄造之天花粉，阴虚内热及便燥者服之甚宜。余者只可充平人之食，不可调养病人。最不堪者，徽州之葛根粉，非风寒未解者，皆不可食。

甘蔗 甘，凉。清热，和胃润肠，解酒杀[2]蛔，化痰充液。治瘅疟暑痢，止热嗽虚呕，利咽喉，强筋骨，息风养血，大补脾阴。榨浆名天生复脉汤。以皮青、围大、节稀、形如竹竿者胜。故一名竹蔗，亦作竿蔗，与榧仁同嚼，则渣软。皮紫者性温，功逊。

蔗饴蔗汁煎成如饴，色黑，今人呼曰砂糖。 甘，温。和中活血，止痛舒筋。越人产后辄服之。然多食助热生痰，伤营滞胃。凡内热或血不阻者忌之。

赤砂糖出处不一，品色甚多，有青糖、红糖、球糖、绵糖等名。 甘，温。暖胃缓肝，散寒活血，舒筋止痛，制鸦片烟。吴人产后用以行瘀。多食损齿生虫，其弊如上。

以上两种味不带酸苦者佳。

---

① 凉：千顷堂本无此字。
② 杀：原作"节"，据图书集成本改。

白砂糖即白洋糖，亦曰白糖，古名石蜜，此乃竹蔗煎成。坚白如冰者为冰糖，轻白如霜者为糖霜。凡霜一瓮，其中品色亦自不同，故有冰花、上白、次白等名也。　甘，平。润肺和中，缓肝生液，化痰止嗽，解渴析醒，杀鱼蟹腥，制猪肉毒，辟韭蒜臭，降浊怡神。辛苦潜移，酸寒顿改，调元赞化，燮理功优。冰糖、糖霜均以最白者为良。多食久食，亦有损齿生虫之弊。痞满呕吐，湿热不清，诸糖并忌。

解盐卤毒，糖霜多食。

小儿未能谷食、久疟不瘥，浓煎冰糖汤服。

中虚脘痛，痘不落痂，食鱼蟹而不舒，啖蒜韭而口臭，并以糖霜点浓汤饮。

噤口痢，冰糖五钱，乌梅一个，煎浓频呷。

汪谢城曰：诸糖，时邪、痧疹、霍乱皆大忌。余见误服致危者，不一其人。即夏月产后用以行瘀，亦宜慎也。

吾叔苦志力学，自垂髫[①]以来，忧勤惕厉[②]垂四十余年。虽经世变，身超物外，得以随处而息焉、游焉，乃饮水思源，谱是书寓意。故以水始，次谷食，而以胡麻冠于调和，抑盐于油后者，盖土产百物，天之所以养人，不欲官与其事也。次蔬果而以蔗糖殿[③]者，将及肉食，豫伏制猪肉毒之糖霜于前也。伏读至此，不但经纶足以济世，烈且以知叔之晚境如饴，更有甘蔗旁生之兆焉。

宗侄承烈拜识于沪寓

---

① 垂髫（tiáo 条）：古时儿童不束发，头发下垂，因以"垂髫"指儿童。
② 惕厉：因心存恐惧危难而警惕，指君子的修身自省。
③ 殿：在最后。

毛羽类

犙猪肉去势①曰犙。 甘、咸，平。补肾液，充胃汁，滋肝阴，润肌肤，利二便，止消渴，起尪羸。以壮嫩花猪，糯而易熟，香而不腥臊者良。烹法甚多，惟整块洗净，略抹糖霜，干蒸极烂者，味全力厚，最为补益，古人所谓蒸豚也。吴俗尚蹄肘，乃古之豚肩遗意，但须缓火煨化。嘉苏妇人，不事中馈②，而尚市脯③，劣厨欲速用硝，不但失饪，亦且暴殄。多食助湿热，酿痰饮，招外感，昏神智，令人鄙俗。故先王立政，但以为养老之物。圣人云：勿使胜食气。而回回独谓此肉为荤也。末俗贪饕，不甘淡泊，厚味腊毒，漫不知省，蔑礼糜财，丧其廉俭。具不得已之苦心者，假神道以设教，创持斋之日期，虽属不经，良有深意。若幼时勿纵其口腹，不但无病，且易成人。至一切外感及哮嗽、疟痢、痧疸、霍乱、胀满、脚气、时毒④、喉痹、痞满、疔痈诸病，切忌之。其头肉尤忌。产后食肉亦勿太早。痧痘、时病后，须过弥月始可食也。新鲜之肉曰腥，《论语》君赐腥是也。方书所云忌食新鲜之鲜，忌食鱼腥之腥，皆指此言也。医家、病家往往颟顸不省，故详

---

① 去势：阉割。
② 中馈：指家中供膳诸事。
③ 市脯：买肉。
④ 毒：原作"跟"，据图书集成本改。

及之。其未经去势之豭①猪肉、娄②猪肉，皆不堪食。黄�猪肉、瘟猪肉并有毒，虽平人亦忌之。中其毒者，芭蕉根捣汁服。

小儿火丹及打伤青肿、破伤风，并用新宰猪肉，乘热片贴，频易。

液干难产，津枯血夺，火灼燥渴、干嗽、便秘，并以猪肉煮汤，吹去油饮。

猪皮 杭人以干肉皮煮熟，刮去油，刨为薄片，暴燥以充方物，名曰肉酢③，久藏不坏，用时以凉开水浸软，麻油、盐料拌食甚佳。按皮即肤也，猪肤甘凉，清虚热，治下痢，心烦，咽痛，今医罕用此药矣。若无心烦、咽痛兼证者，是寒滑下利，不宜用此。凡勘病择药，先须辨此，庶不贻误。

千里脯 冬令极冷之时，取煺净好猪肋肉，每块约二斤余，勿浸水气，晾干后，去其里面浮油及脊骨肚囊，用糖霜擦透其皮，并抹四围肥处，若用盐亦可，然藏久易酵④也。悬风多无日之所，至夏煮食，或加盐酱煨，味极香美，且无助湿发风之弊，为病后、产后、虚人食养之珍。

兰熏 一名火腿。 甘、咸，温。补脾开胃，滋肾生津，益气血，充精髓。治虚劳怔忡，止虚痢泄泻，健腰脚，愈漏疮。以金华之东阳冬月造者为胜，浦江、义乌稍逊，他邑不能及也。逾二年，即为陈腿，味甚香美，甲于珍馐，养老补虚，洵为极品。取脚骨上第一刀，俗名腰封。刮垢洗净，整块置盘中，饭锅上干蒸

---

① 豭（jiā 家）：公猪。

② 娄：母猪。

③ 酢：醉六堂本、图书集成本、千顷堂本均作"鲊"。

④ 酵：原作"痺"，按文义改。

随息居饮食谱

64

闷透，如是七次，极烂而味全力厚，切食最补。然必上上者，始堪①如此蒸食，否则非咸则硬矣。或老年齿落，或病后脾虚少运，则熬汤撇去油，但饮其汁可也。外感未清、湿热内恋、积滞未净、胀闷未消者均忌。时病愈后，食此太早反不生力，或致浮肿者，皆余邪未净故耳！

附腌腿法：十一月内，取壮嫩花猪后腿，花猪之蹄甲必白，煺净取下，勿去蹄甲，勿灌气，勿浸水。用力自爪向上紧挦，有血一股向腿面流出，即拭去。此血不挤出，则至夏必臭。晾一二日待干，将腿面浮油细细剔净，不可伤膜。若膜破，或去蹄甲，则气泄而不能香。每腿②十斤，用燥盐五两，盐不燥透，则卤味入腿而带苦。竭力擦透其皮，然后落缸，脚上悬牌，记明月日。缸半预做木板为屉，屉凿数孔，将擦透之腿平放板屉之上，余盐均洒腿面，腿多则重重叠之不妨。盐烊为卤，则从屉孔流至缸底，腌腿以此为要诀，盖沾卤则肉霉而必苦也。既腌旬日，将腿翻起，再用盐如初腌之数，逐腿洒匀，再旬日，再翻起，仍用盐如初腌之数，逐腿洒匀。再旬日，自初腌至此匝一月也，将腿起缸，浸溪中半日，刷洗极净，随悬日中晒之，故起缸必须晴日，若雨雪不妨迟待。如水气晒干后，阴雨则悬当风处，晴霁再晒之，必须水气干尽，皮色皆红，可不晒矣。修圆腿面。入夏起花，以绿色为上，白次之，黄黑为下，并以菜油遍抹之。若生虫有蛀孔，以竹签挑出，菜油灌之。入伏装入竹箱盛之。苟知此法，但得佳猪，处处可造。常州造腿未得此法。且后腿之外，余肉皆可按法腌藏，虽补力较逊，而味亦香美，以为夏月及忌新鲜者之用。

---

① 堪：原作"勘"，据醉六堂本、图书集成本、千顷堂本改。
② 腿：千顷堂本作"蹄"。

噤口痢，腌肉脯煨烂食。

中诸肉毒及诸食停滞，恶痢不瘥，并用陈火腿骨煅存性研，开水下。按：纪文达公云：油腻得灰即解散。故油腻凝滞之病，即以其物烧灰调服，自愈，犹之以灰浣垢耳！余谓尚未尽然，如过食白果、荔枝而醉者，即以其壳煎汤饮之立解。吾杭市脯，独香黏味美者，其煮猪肉或羊肉锅中之汤，永不轻弃，但日撇浮油，加盐添水煮之，名曰老汁，故物易化也。即纯用秋油、醇酒，煨鸡、鸭、鹿、豕等肉之卤锅，亦功在老汁，故味美易糜。观此则食物不消，当以本物消之之义，别有至理存焉。

猪脂俗呼板油。　甘，凉。润肺，泽槁濡枯，滋液生津，息风化毒，杀虫清热，消肿散痈，通腑除黄，滑胎长发。以白厚而不腥臊者良。

腊月炼之，瓷器收藏，每油一斤，入糖霜一钱于内，经久不坏。暑月生猪脂，以糖霜腌之，亦可久藏，此物性之相制也。外感诸病、大便滑泻者均忌。

胞衣不下，小便不通，并以猪脂一两，水一盏，煎数沸服。

小儿蛔病羸瘦，频服猪油。

中诸肝毒，猪油一盏，顿服。

痘疮，便秘四五日，肥猪脂一块，水煮熟，切如豆大与食，自然脏腑滋润，痂亦易落，无损于儿。

乳痈，发背诸肿毒，猪脂切片，冷水浸贴，热即易，以散尽为度。

误吞铁钉，猪脂多食令饱，自然裹出。

猪脑　性能柔物，可以熟皮。涂诸痈肿及手足皲裂，皆效。多食损人，患筋软、阳萎。

猪胰俗作脾。　　甘，平。润燥，涤垢化痰，运食清胎，泽颜止嗽。凡妇人子宫脂满不受孕，及交合不节而子宫不净者，皆宜蒸煮为肴，久食自可受孕。妊妇食之，蠲胎①垢，其儿出痘必稀。小儿食之，消积滞，可免疳黄诸病。且血肉之品，无克伐之虞，虽频食亦无害也。所谓泽颜止嗽者，非用以作面脂而治肺也，食此则痰垢潜消，无秽浊熏蒸之弊，容颜自泽，而咳嗽自平矣。

猪肺　甘，平。补肺止虚嗽。治肺痿、咳血、上消诸证。用须灌洗极净，煮熟，尽去筋膜，再煮糜化食，或和米作粥，或同苡仁末为羹，皆可。

猪之脏腑，不过为各病引经之用，平人不必食之。不但肠胃垢秽可憎，而肺多涎沫，心有死血，治净匪易，烹煮亦难。君子不食豢腴，有以夫！

猪心　甘、咸，平。补心。治恍惚、惊悸、癫痫、忧恚诸证。皆取其引入②心经，以形补形，而药得祛病以外出也。煮极难熟。余病皆忌。

猪肝　甘、苦，温。补肝明目。治诸血病用为向导。余病均忌，平人勿食。

打伤青肿，炙猪肝贴之。

一切痈疽初起，新宰牡猪肝，切如疮大一块贴之，以布缠定，周时即愈。肝色变黑，狗亦不食。

阴痒，炙猪肝纳入，当有虫出。

猪胆　苦，寒。补胆清热，治热利，通热秘，杀疳虫，去目翳，傅恶疮。治厥颠疾，浴婴儿，沐发生光。

---

① 胎：千顷堂本无此字。
② 入：千顷堂本无此字。

小儿初生，猪胆汁入汤浴之，不生疮疥。

喉痹，腊月朔①，取猪胆不拘大小五六枚，用黄连、青黛、薄荷、僵蚕、白矾、朴硝各五钱，装入胆内，青纸包了，掘一地窖，深方各一尺，以竹横悬此胆于内，用板盖定，候至立春日取出。待风吹去青纸胆皮，研末密收，每吹少许。

赤白痢，腊月猪胆百枚，俱盛黑豆入内，着麝香少许阴干，每用五七粒为末，生姜汤下。

疔疮恶毒，腊月猪胆风干，和生葱捣傅。

汤火伤，猪胆汁调黄柏末涂。

猪腰子猪内肾也。　甘、咸，平。煮极难熟，俗尚嫩食，实生啖也。腰痛等证，用以引经，殊无补性。或煮三日，俾极熟如泥，以为老人点食，颇可耐饥。诸病皆忌，小儿尤不可食。

痈疽、发背初起，猪腰子一对，同飞面杵如泥傅。

猪石子外肾也。　甘、咸，温。通肾。治五癃、奔豚、茎痛、阴阳易、少腹急痛、癫痫、惊恐、鬼蛀、蛊毒诸证。无是病者勿食。

猪脾一名联贴，俗名草鞋底。　甘，平。消痞，甚不益人。

猪胃俗呼猪肚。　甘，温。补胃益气，充饥退虚热，杀劳虫，止带浊遗精，散癥瘕积聚。肉厚者良。须治洁煨糜，颇有补益。外感未清、胸腹痞胀者均忌。

胎气不足，或屡患半产及娩后虚羸，猪肚煨糜，频食，同火腿煨尤补。

中虚久泻，猪肚一枚，入蒜煮糜，杵烂，丸梧桐子大，每米

---

① 朔：农历每月初一。

饮下三十丸。

虚弱遗精，猪肚一枚，入带心连衣红莲子煮糜，杵丸桐子大，每淡盐汤下三十丸。

猪肠　甘，寒。润肠，止小便数，去下焦风热^①，疗痢、痔、便血、脱肛。治净煨糜食。外感不清、脾虚滑泻者均忌。

肠风脏毒，血痢不已，脱肛出血，并以猪大肠入槐花末令满，缚定，以醋煮烂，捣丸梧子大，每二十丸，米饮下。

猪脬　甘、咸，凉。炙食，治梦中遗溺。

猪脊髓　甘，平。补髓养阴，治骨蒸劳热，带浊遗精。宜为衰老之馔。

猪血　咸，平。行血杀虫。余病皆忌。

猪蹄爪　甘、咸，平。填肾精而健腰脚，滋胃液以滑皮肤，长肌肉可愈漏疡，助血脉能充乳汁。较肉尤补，煮化易凝。宜忌与肉同，老母猪者胜。

妇人无乳及乳痈、发背初起，并以母猪蹄一双，通草同煮食，并饮其汁。

硇砂损阴，猪蹄一只，浮萍三两，煮汁渍之，冷即出，以粉傅之。

猪乳　甘、咸，凉。初生小儿饮之，无惊痫、痘疹之患；大人饮之，可断酒。

狗肉广南名曰地羊。　本草云：味酸温。中其毒者，杏仁解之。孕妇食之，令子无声。时病后食之必死。道家谓之地厌。

羊肉　甘，温。暖中补气滋营，御风寒，生肌健力，利胎

---

① 热：千顷堂本作"湿"。

产，愈疝止疼。肥大而嫩、易熟不膻^①者良，秋冬尤美。与海参、芦菔、笋、栗同煨，皆益人。加胡桃煮则不膻。多食动气生热。不可同南瓜食，令人壅气发病。时感前后、疟痢、疳疸、胀满、癫狂、哮嗽、霍乱诸病，及痧痘疮疥初愈，均忌。新产后，仅宜饮汁，勿遽^②食肉。

产后虚赢，腹痛觉冷，自汗带下，或乳少，或恶露久不已，均用羊肉切治如常，煮糜食之。兼治虚冷劳伤，虚寒久疟。

羊脂 甘，温。润燥。治劳痢，泽肌肤，补胃耐饥，御风寒，疗痿痹，杀虫治癣，利产舒筋。多食滞湿酿痰。外感不清、痰火内盛者均忌。

妇人阴脱、赤丹如疥，并煎羊脂涂。

发背初起，羊脂切片，冷水浸贴，热即易之。

误吞钌铁，多食羊脂则自下。

羊脑 甘，温。治风寒入脑，头疼久不愈者良。多食发风生热。余病皆忌。

羊骨髓 甘，温。润五脏，充液，补诸虚，调养营阴，滑利经脉，却风化毒，填髓耐饥。衰老相宜，外感咸忌。

羊血 咸，平。生饮止诸血，解诸毒，治崩衄及死胎不下，产后血闷欲绝，胎衣不落，并误吞一切金石、草木、蜈蚣、水蛭者，均宜热服即瘥。熟食但能止血，患肠风痔血者宜之。

羊脊骨 甘，温。补肾利督强腰。胫骨磨铜，头骨消铁。

赢老胃弱，羊脊骨一具捶碎，熬取浓汁，煮粥常食。

肾虚腰痛，羊脊骨一具捶碎，熬取浓汁，和盐料食。

---

① 膻（shān 山）：羊臊气。
② 遽（jù 据）：急，骤然。

膏淋、虚浊、虚利，羊脊骨煅研末，米饮^①下二钱。

误吞金、银、铜钱，羊胫骨煅研三钱，米饮下。

误吞铁物，羊头骨煅研，调稀粥食。

羊肺 甘，平。补肺气，治肺痿，止咳嗽，行水通小便，亦治小便频数。病后产后、虚羸老弱，皆可以羊之脏腑煮烂食之。外感未清者均忌。

羊心 甘，平。补心，舒郁结，释忧恚。治劳心膈痛如神。余先慈苦节^②抚孤，遂患此证，诸药不应，食此即愈。后屡发，用之辄效，久食竟痊。

羊肝 甘，凉。补肝明目，清虚热，息内风，杀虫愈痫，消疳蠲忿。诸般目疾，并可食之。

羊胆 苦，寒。清胆热，补胆汁。专疗诸般目疾，兼治蛊毒疮疡。

目疾，羊胆汁点，或煮熟吞之。

代指，以指刺热汤中七度，刺冷水中三度，随以羊胆汁涂之。

羊腰子_{羊内肾也。} 甘，平。补腰肾。治肾虚耳聋，疗癥瘕，止遗溺，健脚膝，理劳伤。

羊石子_{羊外肾也。} 甘，温。功同内肾而更优，治下部虚寒、遗精、淋带、癥瘕、疝气、房劳内伤、阳萎阴寒、诸般隐疾。并宜煨烂，或熬粥食，亦可入药用。下部火盛者忌之。

---

① 饮：千顷堂本此下有"汤"字。

② 苦节：《易经·节卦》："节，亨。苦节，不可贞。"孔颖达疏："节须得中。为节过苦，伤于刻薄。物所不堪，不可复正。故曰'苦节，不可贞'也。"意谓俭约过甚。后以坚守节操，矢志不渝为"苦节"。

羊脬 甘，温。补胼损，摄下焦之气。凡虚人或产后患遗溺者宜之。

羊胃俗名羊肚。 甘，温。补胃，益气，生肌，解渴耐饥，行水止汗。

羊肠 甘，温。补气，健步固精，行水厚肠，便溺有节。故董香光秘传药酒方以之为君也。捶熟为线，坚韧绝伦，补力之优，于此可见。

牛肉 章杏云云：牛为稼穑之资，天子无故不忍宰。祭祀非天神不敢歆①，岂可妄杀乎？及观《庄子》牺牛、耕牛之喻，知古人宰杀者惟牺牛，而耕牛必不杀也。袁存斋云：天生万物，大概以有用于人为贵，律文宰牛、马有禁，宰羊、豕无禁。所以然者，羊、豕无用于人，而牛、马有用于人也。按此二说，皆通儒之论。余家世不食牛，奉祖训而守礼法，非有惑于福利之说也，故不谱其性味。中其毒者，杏仁、芦根汁、稻杆煎浓汁，人乳并可解之。

汪谢城曰：牛肉亦有可食者，其祭祀之胙②乎，每见不食牛者，以此胙赐与儓③，不免亵越④。余有一法，以此牛供祭之后，用合霞天胶、黄明胶诸药，不亵神余，又治民病，最为两得。

马肉 辛、苦，冷，有毒。食杏仁或饮芦根汁解之。其肝，食之杀人。

驴肉 酸平有毒。动风。反荆芥，犯之杀人。

---

① 歆（xīn 辛）：同"馨"，古谓神灵享受祭品的香气。
② 胙（zuò 作）：祭祀用的肉。
③ 儓（tái 台）：古时奴隶制中低下的等级之一，泛指奴仆。
④ 亵越：轻慢而违礼。

骡肉　辛、苦，温，有毒。孕妇食之难产。

野猪肉　甘，平。补五脏，润肌肤。治癫痫、肠风、痔血。禁忌与猪肉同。蹄爪补力更胜。一切痈疽不敛，多年漏疮，煨食即愈。其脂腊月炼过收藏，和酒服，令妇人多乳，服十日后，可给三四儿，素无乳者亦下。亦可涂肿毒、疥癣。

豪猪肉一名箭猪。　甘，寒，有毒。多膏滑肠，能发风虚，不可多食。

虎肉　酸、咸，温。作土气，味不佳，宜腌食。补脾胃，益气力，止多唾善呕，辟精魅鬼疟，入山则虎见畏之。其脂治反胃，涂白秃、冻疮、痔疮、狗咬疮。

豹肉　酸，温。安五脏，补绝伤，御风寒，辟鬼魅，壮筋骨，强健人。

熊肉　甘，温。补虚损，杀劳虫。治风痹，筋骨不仁。有锢疾者忌食。其蹯俗呼熊掌。益气力，御风寒。极难胹[1]，须用石灰沸汤剥净，以酒、醋、水三件同封固，微火煮一昼夜，大如皮球，白肉红丝，色味艳美。其背上脂，惟冬月有之，名熊白，功与肉同，味更美。其胆入药，治疗疽，去翳息惊，为珍品。

象肉　甘，平。不益人，多食则体重。煮汁饮，通小便；煅灰服，治溺多；和油傅，愈秃疮。其皮生肌，为疮家收功药。又治金疮不合，涂下疳，并煅灰用。其牙，治风痫惊悸、内热骨蒸、诸物鲠喉。通小便，疗诸疮、久痔，辟一切邪魅精物，并以生屑[2]调服，外傅针刺诸物入肉。

羚羊肉　甘，平。治筋骨急强、中风，愈恶疮，免蛇虫伤。

---

① 胹（ér 而）：煮烂。
② 屑：千顷堂本无此字。

山羊肉野羊也。　甘，热。治冷劳、赤白带下，利产妇，辟岚瘴，理筋骨急强。时病人忌之。其血破瘀生新，疗跌打诸伤，筋骨疼痛、吐衄、瘀停诸病。

鹿肉　甘，温。补虚弱，益气力，强筋骨，调血脉。治产后风虚，辟邪。麋肉同功，但宜冬月炙食。诸外感病忌之。其茸、角、鞭、血皆主温补下元，惟虚寒之体宜之。若阴虚火动者服之，贻误匪浅。全鹿丸尤不可信，叶天士尝辟之，不可不知也。

中风口眼㖞斜，生鹿肉同生椒捣贴，正即去之。

麇肉　甘，平。补气，暖胃耐饥，化湿祛风，能瘳五痔。痞满气滞者勿食。

獐肉一名麏。　甘，温。祛风，补五脏，长力，悦容颜。按《食疗》云：八月至十一月食之，味美胜羊；十二月至七月食之，动气。多食发锢疾，患消渴。

狸肉　甘，平。补中益气。治诸疰，去游风，疗温鬼毒气，皮中如针刺，愈肠风下血及痔瘘如神。狸类甚多，惟南方有白面而尾似牛者，名牛尾狸，亦曰玉面狸。专上树木食百果，俗呼果子狸。冬月极肥美，亦可糟食。《内则》①：食狸去正脊。若捕而畜之，鼠皆帖服不敢出。别种皆不堪食。

貒肉一名猪獾。　甘，温。补羸瘦，长肌，下气，平咳逆。劳热、水胀、久痢，煮食即瘳。野兽中佳品也。

貆肉一名狗獾。　功与貒相似，兼能杀蛔虫。黄瘦疳膨，食之自愈。

狼肉　咸，温。补五脏，御风寒，暖胃厚肠，壮阳填髓。其

---

① 内则：《礼记》的篇名。

脂润燥，治诸恶疮。《内则》：食狼去肠。腹有冷积者最宜，阴虚内热人忌食。狼肥豺瘦。谚云：体瘦如豺。故豺肉不堪食也。《食疗》云：食豺令人瘦。

兔肉 甘，冷。凉血，祛湿疗疮，解热毒，利大肠。多食损元阳，令人痿黄。冬至后至秋分食之，伤人神气。孕妇及阳虚者尤忌。兔死而眼合者，误食杀人。

水獭肉 甘、咸，凉。清血热，理骨蒸，下水通经，祛毒风，利大小便。多食消男子阳气。其肝性热，辟蛊杀虫，补产虚，已劳嗽。治传尸鬼疰，鱼骨鲠喉，疟久不瘳，心腹积聚，肠痔下血，寒疝攻疼。其爪搔喉，亦治骨鲠。

猬肉 俗名刺鼠。 甘，平。下气杀虫，治反胃、痔漏。按：食此必去骨净尽，误食令人瘦劣。其皮煅研服，治遗精甚效。

鸡 甘，温。补虚，暖胃，强筋骨，续绝伤，活血调经。拓痈疽，止崩带，节小便频数，主娩后虚羸。

以骟[①]过、细皮肥大而嫩者胜。肥大雌鸡亦良，若老雌鸡熬汁最佳。乌骨鸡滋补功优。多食生热动风，凡时感前后、痘疹后、疮疡后、疟痢痔疝、肝气目疾、喉证、脚气、诸风病，皆忌之。未骟者，愈老愈毒，诸病均不可食。惟辟邪宜用丹雄鸡也。

中恶昏愦，丹雄鸡一只，安放病者心间，以鸡头向病人之面，鸡伏而不动，待其飞下，病者亦苏。

鸡冠血 老雄鸡者力胜。治无故卒死，或寝卧奄忽而绝，皆是中恶。刺取鸡冠血涂面上，干则再上，并滴入口鼻中。卒缢垂死，心中犹温者，勿断绳，刺鸡冠血滴口中。卒然忤死不能言，

---

① 骟（shàn 善）：动物睾丸被割除。

刺鸡冠血，和真珠末丸小豆大，纳三丸入口中。小儿卒惊，似有痛处，不知疾①状，亦刺血滴口中。鬼击卒死，刺鸡冠血沥口中令咽，仍破此鸡拓心下，冷乃弃之道旁。女人交接违礼血出，刺鸡冠血频涂。对口、发背诸毒，刺鸡冠血滴疽上，血尽再换，不过五六鸡，痛止毒散。淫浸疮，不早治杀人，宜刺鸡冠血涂，日四五次。蜈蚣、蜘蛛咬、马咬成疮、燥癣作痒，并刺鸡冠血涂。中蜈蚣毒，舌胀出口者是也，刺鸡冠血浸舌，并咽之。诸虫入耳，鸡冠血滴耳中。

鸡䏏胵一名鸡内金。　治喉痹，鸡内金勿洗，阴干煅末，竹管吹之。一切口疮，鸡内金煅灰傅。鹅口白，鸡内金为末，乳服五分。走马牙疳，鸡内金不落水者五枚，枯矾五钱，共研搽。小儿疣目，鸡内金擦之自落。小儿疟疾，鸡内金煅存性，乳服，男用雌，女用雄。噤口痢，鸡内金焙研，乳汁服。反胃，鸡内金一具，煅存性研，酒下，男用雌，女用雄。发背初起，鸡内金不落水者阴干，用时温水润开贴之，随干随润，以愈为度。发背已溃，鸡内金同棉絮焙末搽。疮口不合，鸡内金日贴之。阴头疳蚀，鸡内金不落水拭净，新瓦焙脆，出火毒，研细，先以米泔洗净搽之，亦治口疳。谷道生疮，鸡内金烧存性，研②傅。

鸡肠　治遗浊、淋带、消渴、遗溺、小便不禁或频数无火者，并可炙食。

鸡卵一名鸡子，亦曰鸡蛋。　甘，平。补血安胎，镇心清热，开音止渴，濡燥除烦，解毒息风，润下止逆。新下者良。并宜打散，以白汤或米饮，或豆腐浆搅熟服。若囫囵煮食，性极难

---

① 疾：千顷堂本作"病"。
② 研：千顷堂本此下有"末"字。

熟，虽可果腹，甚不易消。惟带壳略煮之后，将壳击碎，再入瓷罐内，多加粗茶叶同煨三日，茶汁既入，蛋亦熟透，剥壳食之，色黑而味香美，不甚闭滞也。多食动风阻气，诸外感及疟、疸、疳、痞、肿满、肝郁、痰饮、脚气、痘疹皆不可食。小儿、产妇，气壮者幸食无恙，弱者多因此成疾，不可不知！

解野葛毒，虽已死者，抉开口，灌生鸡子三枚，须臾吐出。

胎动下血，鸡子二枚打散，粥汤搅熟服。

产后血晕，身痉直口，目向上，不知人，鸡子清一枚，调荆芥末二钱灌之。

妊娠下血不止，血尽则子死，名曰胎漏，鸡子黄十四枚，以好酒二升，煮如饧服，未止再服。

凤凰胎，即鸡卵抱已成雏而未出者，用为伤科长骨之药甚妙。其壳名凤凰衣，煅存性，研服，治劳复及小便不通，暨饮停脘痛，外治痘疮入目、白秃、聤耳、下疳、囊痈，均为妙品。

鹅 甘，温。暖胃升津，性与葛根相似。能解铅毒，故造银粉者，月必一食也。鲜美，补虚益气，味较鸡、鹜[①]为浓。动风发疮，凡有微恙者，其可尝试乎？肥嫩者佳，烤食尤美。其肫、其掌，性较和平，煨食补虚，宜于病后。其卵补中，滞气更甚于鸡。其血解一切金石毒，热饮即瘥。其毛于铜锅内炒焦，研末，豆腐皮包，酒吞服三钱，能内消诸般肿毒。

鸭本名鹜，一名舒凫。 甘，凉。滋五脏之阴，清虚劳之热，补血行水，养胃生津，止嗽息惊，消螺蛳积。雄而肥大极老者良。同火腿、海参煨食，补力尤胜。多食滞气滑肠，凡阳虚脾

---

① 鹜（wù 误）：家鸭。

弱，外感未清，痞胀脚气，便泻肠风，皆忌之。其血热饮，救中恶、溺死，及服金、银、丹石、砒霜、野葛、鸦片、诸蛊毒，入咽即活。并涂蚯蚓咬疮。其卵夜下，纯阴性寒，难熟，滞气甚于鸡子，诸病皆不可食。惟腌透者，煮食可口，且能愈泻痢。更有造为皮蛋、糟蛋[1]者，味虽香美，皆非病人所宜。

雉一名野鸡。　甘，温。补中益气，止泄痢，除蚁瘘。冬月无毒。多食损人，发痔，诸病人忌之。勿与荞麦、胡桃、木耳、菌蕈同食。春、夏、秋皆毒，以其善食虫蚁而与蛇交也。又诸鸟自死者，皆有毒，勿食。

鹧鸪　甘，温。利五脏，开胃，益心神，解野葛、菌蕈、生金、蛊毒。南方之鸟也，飞必南翔，集必南首，故一名怀南。性属火，多食发脑痛、喉痛。盖天产作阳，本乎天者亲上，飞禽之性无不升发，于鹧鸪何尤[2]？

竹鸡　甘，平。解野鸡、山菌毒，杀腹内诸虫。

鹑　甘，平。和胃，消结热，利水化湿，止疳痢，除膨胀，愈久泻。

鷃一作鸹[3]。　甘，平。清热，疗阴䘌诸疮。

鹬与翡翠同名异物。　甘，温。暖胃补虚。

鸽　甘，平。清热解毒愈疮，止渴息风。孕妇忌食。卵能稀痘，食品珍之。

雀　甘，温。壮阳暖腰膝，缩小便，已崩带。但宜冬月食之。阴虚内热及孕妇忌食。其卵利经脉，调冲任，治女子血枯、

---

① 糟蛋：千顷堂本无此二字。

② 尤：千顷堂本作"有"。

③ 鸹：醉六堂本、千顷堂本均作"鸭"。

崩带、疝瘕诸病。

燕窝 甘，平。养胃液，滋肺阴，润燥泽枯，生津益血，止虚嗽虚痢，理虚膈虚痰。病后诸虚，尤为妙品。力薄性缓，久任斯优。病邪方炽勿投。其根较能下达。

鹪鹩一名巧妇，俗呼黄脰①雀。 甘，温。暖胃。

斑鸠 甘，平。养老和中，令人不噎。

鸤②鸠即布谷。 甘，温。定志安神，令人少睡。

桑扈一名腊嘴雀。 甘，温。补胃。

莺《诗》云黄鸟，《左传》曰青鸟，《尔雅》名商庚，《说文》谓黄鹂，《月令》作仓庚。 甘，温。舒郁和肝，令人不妒。

鴷啄木鸟也。 甘，平。开膈，利噎，平惊，追劳虫，已痔漏。牙疳、齿龋，煅末塞之。

鸹 甘，平。补虚，已风痹病。

凫野鸭也。 甘，凉。补脾肾，祛风湿，行水消肿，杀虫，清热，开胃运食。疗诸疮、痫。病后虚人，食之有益。肥而其喙如鸭者良，冬月为胜。

鸂鶒一名刁鸭，一名油鸭。 甘，平。补中开胃。

雁 甘，平。解毒祛风。多食动气，君子勿食，以其知阴阳之升降，少长之有③序也。道家为之天厌。

鹄一名天鹅。 甘，平。腌炙食之，利脏腑。

鹭即鹭鸶。 咸，凉。炙熟食，解鱼虾毒。其卵似鸭卵，稍锐而色较青，土人混入鸭卵中售之。气腥而冷，更不宜人。

---

① 脰：脖子，颈。
② 鸤（shī 尸）：原作"鸣"，据千顷堂本改。
③ 有：原无，据醉六堂本、千顷堂本补。

鸮亦作枭，俗呼猫头鸟。　甘，温。补虚劳，杀虫，辟鬼魅，开胃消食，利噎平惊。治痔疟癫痫，愈恶疮鼠瘘。炙食味美，古人所珍，《庄子》见弹而求鸮炙是也。病后及衰弱、劳瘵人最宜。惟孕妇忌之。

鳞介类附蚕蛹　虿蜑

鲤鱼　甘，温。下气，功专行水，通乳，利小便，涤饮，止咳嗽。治妊娠子肿，敷痈肿骨疽。可鲜可脯，多食热中，热则生风，变生诸病。盖诸鱼在水，无一息之停，发风动疾，不独鲤也。以鲤脊上有两筋，故能神变而飞越江湖，为诸鱼之长，品虽拔萃，性不益人。杭俗以其为圣子之讳，相戒勿食，最通。其两筋及黑血皆有毒。天行病后及有宿癥者均忌，醉者尤甚。曩[1] 余游婺，见烹此者，必先抽去其筋，而他处不知也。甚以醉鲤为病人珍味，岂不误人？

鲔鱼一名鲢鱼。　甘，温。暖胃，补气，泽肤。其腹最腴，烹鲜极美，肥大者胜，腌食亦佳。多食热中、动风发疥。痘疹、疟痢、目疾、疮家皆忌之。

鳙鱼亦作鲬鱼，一名鳟鱼，俗呼包头鱼，以其头大也。　甘，温。盖鱼之庸[2] 常以供馐食者，故命名如此。其头最美，以大而色较白者良。

---

① 曩（nǎng）：以往，以前。
② 庸：用。

鲩鱼_{音混，俗作鲜，非。}　甘，温。暖胃和中。俗名草鱼，因其食草也。婺州云间以其色青也，误以青鱼呼之。禾人名曰池鱼，尤属可笑。夫池中所蓄之鱼，岂独鲩而已哉！

青鱼　甘，平。补气养胃，除烦懑，化湿祛风。治脚气、脚弱。可鲙、可脯、可醉。古人所谓五候鲭即此。其头尾烹鲜极美，肠脏亦肥鲜可口，而松江人呼为乌青，金华人呼为乌鲻，杭人以其善唼螺也，因呼为螺蛳青。其胆腊月收取阴干，治喉痹、目障、恶疮、鱼骨鲠，皆妙。

上五种，皆购秧而蓄之，故无子。惟鲤鱼则溪河亦有，故间有有子者。

鲙，以诸鱼之鲜活者刳切而成。青鱼最胜，一名鱼生。沃以麻油、椒料，味甚鲜美，开胃析酲。按《食治》云：凡杀物命，既亏仁爱，且肉未停冷，动性犹存，烹饪不熟，食犹害人。况鱼鲙肉生，损人尤甚，为癥瘕，为锢疾，为奇病，不可不知。昔有食鱼生而成病者，用药下出，已变鱼形，鲙缕尚存；有食鳖成积者，用药下出，已成动物而能行，可不戒哉！

鲊，以盐糁酝酿而成，俗所谓糟鱼、醉鲞是也。惟青鱼为最美，补胃醒脾，温营化食。但既经糟醉，皆能发疥动风，诸病人均忌。

鳟鱼_{一名赤眼鱼。}　甘，温。补胃暖中。多食动风生热。

鲻鱼　甘，平。补五脏，开胃，肥健人。与百药无忌。湖池所产，无土气者良。腹中有肉结，俗呼算盘子，与肠脏皆肥美可口，子亦鲜嫩，异于他鱼。江河产者逊之，但宜为腊。

白鱼_{一名鲦鱼。}　甘，温。开胃下气，行水助脾，发痘排脓，可腌可鲊。多食发疥、动气、生痰。

鱣鱼即鳠鱼，一名黄颊鱼。　甘，温。暖胃。与鳟略同。

石首鱼一名黄鱼，亦名江鱼。　甘，温。开胃，补气，填精。以大而色黄如金者佳。多食发疮助热，病人忌之。腌而腊之为白鲞，性即和平，与病无忌。且能消瓜成水，愈腹胀、泻痢。以之煨肉，味甚美。太平所产，中伏时一日晒成，尾弯色亮，味淡而香者最良，名松门台鲞，密收，勿受风湿，可以久藏。煮食开胃，醒脾，补虚活血，为病人、产后食养之珍。按古人以干鱼为鲍鱼，《礼记》谓之鲞①，诸鱼皆可为之。《内经》治血枯用之，后人聚讼纷纷，迄无定指。愚谓台鲞，虽生嚼不醒，性兼通补，入药宜用此为是。其鳔甚薄，不为珍品，但可熬胶耳！

鮸鱼　形似石首鱼而大，其头较锐，其鳞较细。鲜食味逊，但宜为腊。《正字通》以为即石首鱼者，误也。鮸，本音免，今人读如米。其鳔较石首鱼者大且厚，干之以为海错②，产南洋者佳。古人名为鳊鰊，煨烂食之，补气填精，止遗带，大益虚损。外感未清、痰饮内盛者勿食，以其腻滞也。又治诸血证，疗破伤风如神。

勒鱼　甘，平。开胃，暖脏，补虚。大而产南洋者良。鲜食宜雄，其白甚美；雌者宜鲞，隔岁尤佳。多食发风，醉者更甚。

鲳鱼亦作鲃。　甘，平。补胃，益血，充精。骨软肉腴，别饶风味。小而雄者胜。可脯可鲊。多食发疥动风。

鲥鱼　甘，温。开胃，润脏，补虚。其美在鳞，临食始去，

---

① 鲞（kǎo 考）：干鱼。
② 海错：海味。

厥味甚旨^①，可蒸可糟。诸病忌之，能发锢疾。鳞可为钿^②，亦可拔疔。

鲨鱼<small>亦作鲹。</small>　甘，温。补气。肥大者佳，味美而腴，亦可作鲊。多食发疮助火。以温州所产有子者佳。干以为腊，用充方物，味甚鲜美，古人所谓子鱼是也。大者尤胜，食品珍之，与病无忌。

鲈鱼　甘，温，微毒。开胃安胎，补肾舒肝。可脯可鲊。多食发疮、患癖。其肝尤毒，剥人面皮。中其毒者，芦根汁解之。

鲫鱼<small>其美在脊也，俗作鲫鱼，一名鲋鱼。</small>　甘，平。开胃，调气生津，运食和营，息风清热，杀虫解毒，散肿愈疮，止痢止疼，消瘅消痔。大而雄者胜。宜蒸煮食之。外感邪盛时勿食，嫌其补也，余无所忌。煎食则动火。

痔血，鲫鱼常作羹食。

酒积下血，酒煮鲫鱼常食。

浸淫疮，生鲫鱼切片，盐捣贴，频易。

鲂鱼<small>一名鳊鱼。</small>　甘，平。补胃养脾，去风运食。功用与鲫相似。产活水中，肥大者胜。

鳜鱼<small>一名鳟鱼。</small>　甘，平。益脾胃，养血，补虚劳，杀劳虫，消恶血，运饮食，肥健人。过大者能食蛇，故有毒而发病。

鲥鱼<small>一名渡父鱼，俗呼土鲋，亦曰菜花鱼。</small>　甘，温。暖胃，运食，补虚。春日甚肥。与病无忌。

鲦鱼<small>一名白条，小者名鳘条。</small>　甘，温。暖胃，助火发疮。诸病人勿食。

---

① 旨：味美。

② 钿（diàn 电）：妇女所佩花朵形首饰。

银鱼一名鲙残鱼。　甘，平。养胃阴，和经脉。小者胜。可作干。

蠡鱼一名黑鳢，亦名乌鳢，亦曰黑鱼，即七星鱼。　甘，寒。行水化湿，祛风，稀痘愈疮，下大腹水肿、脚气，通肠疗痔，主妊娠有水肤浮。病后可食之。道家以为水厌。

稀痘，除夕黄昏，用大黑鱼一尾，煮汤浴小儿，七窍俱到，不可嫌腥，以清水洗去也，甚验。

水气垂死，肠痔下血，黑鱼一斤重者煮汁，和冬瓜、葱白作羹食。

偏正头风，陈黑鱼头，煎汤熏数次断根。

鲟鱼　甘，温。补胃，活血，通淋。多食发疖患癥。味佳而性偏劣，作鲊亦无补益，鼻脯味美疗虚，子主杀虫，味亦肥美。

鳇鱼亦作黄，本名鱣，一名蜡鱼，亦名玉版鱼。　甘，温。补虚，令人肥健。多食难化，发疖生痰。作鲊极珍，亦勿多食。反荆芥。其肚及子，盐藏颇佳。其脊骨、颊、鼻、唇、鬐①，皆脆软以充珍错②。其鳔最良，固精止带。

鲍鱼亦作鲌回，一名白鳣。　甘，温。行水调中。多食能动锢疾。

鲛鱼即沙鱼。　甘，平。补五脏。作鲊甚益人，其皮亦良，解诸鱼毒，杀虫辟蛊，愈传尸劳。煨肉味佳，滋阴补血。鬣③翅以清补胜，煨糜甚利虚劳。

---

① 鬐（qí 其）：通"鳍"。《庄子·外物》："鹜扬而奋鬐。"鳍，鱼类的运动器官，由薄膜和硬刺组成。

② 珍错："山珍海错"的省称，泛指珍异食品。

③ 鬣（liè 猎）：鱼颔旁小鳍。

乌鲗亦①作乌贼，一名墨鱼。　咸，平。疗口咸，滋肝肾，补血脉，理奇经，愈崩淋，利胎产，调经带，疗疝瘕，最益妇人。可鲜可脯。南洋所产淡干者佳。骨名海螵蛸，入药功相似。

卒然吐血，小儿痰痢，并以海螵蛸末二钱，米饮下。

跌打出血，海螵蛸末傅。

比目鱼本名鲽，一名箬鱼。　甘，平。补虚。多食动气。

鲇鱼　甘，温，微毒。利小便，疗水肿。痔血肛痛，不宜多食。余病悉忌。反荆芥。口眼㖞斜者，活切其尾尖，朝吻贴之。

黄颡鱼俗呼黄刺鱼。　甘，温，微毒。行水祛风，发痘疮。反荆芥。

河豚鱼一名西施乳。　甘，温。补虚去湿，疗痔杀虫。反荆芥、菊花、桔梗、甘草、附子、乌头。中其毒者，橄榄、青蔗、芦根、金汁，或槐花微炒，同干胭脂等分，捣粉，水调灌之。其肝、子与血尤毒。或云去此三物，洗之极净，食之无害。然卫生者，何必涉险以试耶！

带鱼　甘，温。暖胃，补虚，泽肤。产南洋而肥大者良。发疥动风，病人忌食。作鲞较胜，冬腌者佳。

鳣鱼一名荷鱼，俗呼锅盖鱼。　甘、咸，平。尾有毒。主玉茎涩痛，白浊膏淋。性不益人。亦可作鲞。

海蜇一名樗蒲鱼，即水母也。　咸，平。清热消痰，行瘀化积，杀虫止痛，开胃润肠。治哮喘、疳黄、癥瘕、泻痢、崩中、带浊、丹毒、癫痫、痞胀、脚气等病。诸无所忌。陈久愈佳。

虾　甘，温，微毒。通督壮阳，吐风痰，下乳汁，补胃

---

① 亦：千顷堂本作"一"。

气，拓痘疮，消鳖瘕，傅丹毒。多食发风动疾，生食尤甚。病人忌之。

海虾，性味相同，大小不一，产东洋者尤佳。盐渍暴干，乃不发病，名式甚夥，厥味皆鲜。开胃化痰，病人可食。其子可腌、可暴，味亦鲜美。

海参 咸，温。滋肾、补血、健阳，润燥调经，养胎利产。凡产虚、病后、衰老、尪羸①，宜同火腿或猪羊肉煨食之。种类颇多，以肥大肉厚而糯者，膏多力胜。脾弱不运、痰多便滑、客邪未净者，均不可食。

蟾蜍 甘、苦，凉。清热杀虫，消疳化毒，平惊散癖，行湿除黄，止痢疗温，愈诸恶疮及猘犬咬。凡小儿疮家、疫疬，并宜食之，其肝尤良。其眉间白汁有大毒，名蟾酥，为外科要药。

发背肿毒初起，取活蟾蜍一只，系放疮上半日，蟾必昏愦，置水中救其命。再易一只如前法，蟾必踉跄，再易一只，必俟蟾如故，则毒散矣。

田鸡一名水鸡。 甘，寒。清热行水杀虫，解毒愈疮，消疳已痔。多食助湿生热。且肖人形，而杀之甚惨。孕妇最忌。其骨食之患淋。

鳗鲡 甘，温。补虚损，杀劳虫，疗痨疡瘘疮，祛风湿。湖池产者胜，肥大为佳。蒸食颇益人，亦可和面。苗亦甚美，名曰鳗线。然其形似蛇，故功用相近。多食助热发病。孕妇及时病忌之。且其性善钻，能入死人、死畜腹中，唼②其膏血。不但水行昂首，白点黑斑，四目无腮，尾扁过大者，始为毒物也。尊生者

---

① 尪羸（wāngchán 汪蝉）：羸弱。

② 唼（shà 煞）：形容鱼、鸟吃食。

慎之！产海中者，形大性同，名狗头鳗，多腌为腊。疮痔家宜食之，余病并忌。

鳝俗作鳝，亦呼鳝鱼。　甘，热。补虚助力，善去风寒湿痹，通血脉，利筋骨。治产后虚羸，愈臁疮、痔瘘。肥大腹黄者胜，宜与猪脂同煨。多食动风，发疥。患霍乱损人、时病前后、疟疸胀满诸病，均大忌。黑者有毒，更有蛇变者，项下有白点，夜以火照之，则通身浮水上，或过大者皆有毒，不可不慎也。其血涂口眼㖞斜、赤游风。滴鼻止衄，滴目治疹后生翳。

鳅俗名泥鳅。　甘，平。暖胃壮阳，杀虫收痔。耕牛羸瘦，以一条送入鼻中，立愈。

蚺蛇　甘，温。治诸疮疬，辟蛊杀虫，化毒祛风，除疳御瘴，疗猘犬咬。味美胜鸡。烧酒浸之，历久不坏。胆为伤科圣药，腹内之油缩阳。雄蛇之如意钩，又为房术妙品。

白花蛇　甘、咸，温。祛风湿，治半身不遂，口面㖞斜，风疬疬疡，骨节疼痛，痘疮倒陷，搐搦惊痫，麻痹不仁，霉疮疥癣。头尾甚毒，去尽用之。产蕲州者良，虽干枯而目光不陷，故一名蕲蛇。凡饮蛇酒，切忌见风。

乌蛇　甘，平。治诸风顽痹，皮肤不仁，热毒癞疮，眉髭脱落。功并白蛇，性善无毒。《朝野佥》载：商州有人患大风，家人恶之。为起茅屋，有乌蛇堕酒罂[1]，时病人不知，饮酒渐瘥。罂底见有蛇骨，始知其由。

一法，以大乌蛇三条，蒸熟，取肉焙末[2]，蒸饼，丸米粒大，以喂乌鸡，待尽，杀鸡烹熟，取肉焙研末，酒服一钱，或蒸饼丸

---

① 酒罂：犹酒瓶。
② 末：千顷堂本作"干"。

服，不过三五鸡愈。

一法，用大乌蛇一条，打死，盛之待烂，以水二碗，浸七日，去皮骨，入糙米一升，浸一日，晒干，用白鸡一只，饿一日，以米饲之，待毛羽脱尽，杀而煮食，以酒下之，吃尽，用热汤一盆，浸洗大半日即愈。

或谓君以限于篇幅，虽谷肉果菜，未及遍搜。顾因鳗、鳝而类及于蛇，岂以其形相若耶？然毒物恶可以供馔也？余曰：子但知蛇之毒不可以供食，而不知腊之以为饵，可已大风、挛踠①、瘘、疠，去死肌，杀三虫。更有乌蛇之性善无毒，误饮其酒者，大风遂愈。此非常之士，能立非常之功也。彼鳗、鳝者，世以为寻常食品，竟有食之即死者，此庸碌之人，往往偾事②也。类而谱之，可为任才者循名不责实之鉴，岂徒为饮食之人费笔墨哉！

龟 四灵之一，变化神通，本非食品，亦与蛇匹。有杀之而得祸者，有食之而即死者，书家所载甚多，兹不具赘。不但为孕妇所忌也。其壳入药，但可煎熬末而服之，能还本质。

鳖—名团鱼，亦曰甲鱼。 甘，平。滋肝肾之阴，清虚劳之热。主脱肛崩带，瘰疬癥瘕。以湖池所产，背黑而光泽，重约斤许者良。宜蒸煮食之，或但饮其汁则益人。多食滞脾，且鳖之阳聚于上甲，久嗜令人患发背。孕妇及中虚、寒湿内盛、时邪未净者，切忌之。又忌与苋同食。回回不食鳝、鳖，谓之无鳞鱼。凡鳖之三足者、赤腹者、赤足者、独目者、头足不缩者、其目四陷者、腹下有王字、卜字纹者、过大者、在山上者、有蛇纹者，并有毒杀人。或云薄荷煮鳖亦害人。其壳入药，亦不可作丸散服。

---

① 挛踠（wǎn 晚）：手足屈曲不能伸展之病。
② 偾（fèn 份）事：败事。

人咬指烂，久而欲脱，及阴头生疮，诸药不愈者，鳖甲煅存性研，鸡子清调傅。

鼋[①]　甘，平，有毒。难死通灵。异味损人，勿轻染指。

蟹　甘、咸，寒。补骨髓，利肢节，续绝伤，滋肝阴，充胃液，养筋活血。治疽愈痰，疗跌打骨折筋断诸伤，解鳝鱼、莨菪、漆毒。壳主辟邪破血，爪可催产堕胎。种类甚繁，名号不一，以吴[②]江、乌程、秀水、嘉兴、海昌等处河中所产、霜后大而脂满者胜。和以姜、醋，风味绝伦。多食发风，积冷。孕妇及中气虚寒、时感未清、痰嗽、便泻者均忌。别种更寒，尤不益人。中其毒者，紫苏、冬瓜、芦根、蒜汁，皆可解之。反荆芥，又忌同柿食。误犯则腹痛吐利，急以丁香、木香解之。海产者黄坚满而无膏不鲜。并可盐渍、酒浸、糟酱久藏。得皂荚则不沙。

鲎　辛、咸，平。杀虫疗痔。多食发嗽及癣疮。腌以为鲊，俗呼鲎酱。

蛎黄　甘，平。补五脏，调中，解丹毒，析酲止渴，活血充肌。味极鲜腴，海错珍品。周亮工比为太真乳。壳名牡蛎，入药。

蚌　甘、咸、寒。清热滋阴，养肝凉血，息风解酒，明目定狂。崩带、痔疮，并堪煨食。大者为胜。多食寒中。外感未清，脾虚便滑者，皆忌之。

蚬　甘、咸，寒。清湿热，治目黄、溺涩、脚气，洗疔毒、痘、痈诸疮。壳黄而薄者佳。多食发嗽、积冷。

蛤蜊　甘、咸，寒。清热解酒，止消渴，化癖除癥。多食助

---

①鼋：大鳖。爬行纲，鳖科。吻突而短，长不及眼径的一半，脚上有较宽的蹼。
②吴：原作"乌"，据醉六堂本、千顷堂本改。

湿生热。

蛏 甘，平。清胃。治痢除烦，补产后虚，解丹石毒。可鲜可腊。时病忌之。

蚶 甘，温。补血润脏生津，健胃暖腰，息风解毒。治泄痢脓血，痿痹不仁。产奉化者佳。可炙可鲊。多食壅气。湿热盛者忌之。壳名瓦楞子，入药涤饮消癖、破血止疼。傅牙疳，皆有效。

鳆鱼 甘、咸，温。补肝肾，益精明目，开胃养营，已带浊崩淋，愈骨蒸劳极。体坚难化，脾弱者饮汁为宜。壳入药，名石决明，主镇肝磨障。

淡菜 甘，温。补肾益血填精。治遗带崩淋，房劳产怯，吐血久痢，膝软腰疼，疝癖癥瘕，脏寒腹痛，阳萎阴冷，消渴瘿瘤。干即可以咀食，味美不腥。产四明者，肉厚味重而鲜，大者弥胜。

江瑶柱 甘，温。补肾。与淡菜同。鲜脆胜之，为海味冠。干者咀食，味美不腥，娇嫩异常，味重易化。周栎园比之梅妃骨。其壳色如淡菜，上锐下平，大者长尺许，肉白而韧，不中食，美惟在柱也。濒湖以为海月者，谬已。

璩琔 甘，平。开胃，滋液，补虚，化浊升清，聪耳明目。按璩琔状似珠蚌，壳青黑色，长寸许，大者二三寸，生白沙中，不污泥淖，乃物之最洁者也。有两肉柱，能长短。又有数白蟹子在腹中，状如榆荚，合体共生，常从其口出，为之取食。然璩琔清洁不食，但寄其腹于蟹，蟹为璩琔而食，食在蟹而饱在璩琔，故一名共命螺，又名月蚌。每冬大雪，则肥莹如玉，日映如云母，为海错之至珍。至海镜，即海月也，一名石镜，亦名蛎镜，又呼膏药盘，土人磨其壳以为明瓦者。一壳相合甚圆，肉亦莹洁。有红蟹子居其腹为取食，名曰蚌奴，与在璅珛腹者白蟹子各不同也。

西施舌　甘，平。开胃，滋液，养心，清热息风，凉肝明目。海错美品，得此嘉名，实即车蛤也。

海螺　甘，冷。明目。治心腹热痛。屬名甲香，主管领诸香。

田螺　甘，寒。清热，通水利肠。疗目赤、黄疸、脚气、痔疮。多食寒中。脾虚者忌。性能澄浊，宜蓄水缸。

小便不通，腹胀如鼓，大田螺，盐半匕，生捣敷脐下一寸三分。亦治水气浮肿，同大蒜、车前捣贴。

噤口痢，大田螺二枚杵烂，入麝香三分，作饼烘热贴脐间半日，即思食矣。

脚气上冲，大田螺杵烂，傅两腿上。

疔毒、痔疮，田螺入冰片，化水点之。

螺蛳　甘，寒。清热，功逊田螺。过清明不可食。

海蛳　咸，凉。舒郁，散结热，消瘰疬。

吐铁　咸，寒。补肾，明目析酲。以大而肉嫩无泥，拖脂如凝膏，大如本身者佳。产南洋，腌者味胜，更以葱酒醉食，味益佳。

蚕蛹　甘，温。补气，止渴，杀虫。治疳积、童劳，助痘浆、乳汁。缫丝后滤干，晒焙极燥，可以久藏。气香最引蜈蚣，故须密收。炙食味佳。患脚气者忌之。猘犬咬者，终身勿犯，误食必难免也。

蝗螽　蝗从皇，言其生息之繁；螽从冬，言其子能历冬不死，必得大雪，则入土也。种类不一，形状稍殊，《春秋》书之。

以其害稼，实即蝗之属也。若旱年水涸，鱼虾诸子悉化蟲蟊之类而食禾，人始称为蝗矣。故平时之蟲蟊，旱岁之蝗，北人皆炙而食之。辛甘温。暖胃助阳，健脾运食。喂猪最易肥腯[1]。

按：捕蝗虽有法，必得大雨而始息者，蝗得水而复可为鱼虾也。呜呼！犹之民失教以为盗贼，诛之必不胜诛，得有善教者，何难复化为民耶？谱饮食，以水始，以蝗终。读是书者，毋使民之失教，如鱼虾之失水，则蝗飞何至蔽天？庶不徒为饮食之人矣。

吾师尝自书楹帖云：近人情之谓[2]真学问，知书味即是活神仙。开第谓：读书破万卷者多，识此十六字者鲜。必识此十六字，方许读是书。

受业门人同邑周开第嗣香拜识

---

① 腯（tú 涂）：肥壮。
② 谓：千顷堂本作"为"。

饮食谱跋

　　昔汪信民先生曰：人尝咬得菜根，则百事可做。噫！岂为咬菜根者言耶！

　　国朝汤文正公抚吴时，日给惟荠韭。其公子偶市一鸡，公知之，立召公子跪庭下，责之曰：恶[1]有士不嚼菜根而能作百事者哉？即遣去。奈何世之肉食者流，竭人脂膏，供其口腹，豢其妻孥[2]，以为分所应尔，及当天下事，则碌碌无所措。暴殄天物，莫此为甚。饮不思源，则为忘本，此梦隐《饮食谱》之所由作也。梦隐名重三江，传食诸候数十年。会世有乱征，归处穷乡，布素自甘，粹然儒士。门以内，不佞[3]佛，亦不杀生。盖俭以养廉，淡以寡欲，安贫之道于是，却疾之方于是。而其立身养生之有素者，慨然欲与世共而谱是书。书先水谷。水，食之精也；谷，食之本也。调和为制宜之具也，蔬果亦日用之常也，故曰饮曰食，而考之实，辨之详。毛羽鳞介不言食，以非人人可常食也。至谷食以番薯终，救荒之功也。至蔬食以菽乳终，薄海之常馔也。义例谨严，意寓惩戒，美不胜书。书所管见者，苏文忠公云：屠杀牛羊，刳[4]脔[5]鱼鳖，以为馐羞[6]，食者甚甘，死者甚苦。故无故

---

　① 恶：疑问代词。怎，何。
　② 孥（nú 奴）：儿女。
　③ 佞（nìng 宁）：谄媚，迷信。
　④ 刳（kū 枯）：剖开而挖空。
　⑤ 脔（luán 峦）：切肉成块。
　⑥ 馐羞：精美的饭菜。

不杀，闻声不食，古圣贤于斯三致意焉。则是书之微意，实通古今而酌其宜，岂若愚人佞佛持戒杀之说而终不可行者耶？且梦隐尝处膏脂而不润，今食糠籺①而充，然盖无人而不自得也。是编之纂，直胥②天下后世而饮食之、教诲之，顾可以养生却病一端视之哉！余敢述其微，以告夫世之肉食者。

咸丰辛酉仲冬秀水董耀枯鲍

---

① 籺（hé 核）：麦糠里的粗屑，多用以指粗食。
② 胥（xū 虚）：通"须"，等待。《史记·扁鹊仓公列传》："胥与公往见之。"

跋

　　春秋战争七十国，而颜渊、原宪之徒以陋巷终者，其时天下尚能容隐君子也。夫隐君子者，或高尚其事而隐，或功成身退而隐，或时不可为而隐，或不堪从政而隐，类皆有地以容其隐者也。否则，托迹于农、工、樵、贾、缁黄①、末伎之流，以自食其力②而隐。其途虽殊，其归则同。更或力不能为农、工、樵、贾、缁黄、末伎者，如留侯、邠侯之隐于白云乡③，刘、阮、陶、李之隐于醉乡，司马长卿以温柔乡隐，希夷先生以睡乡隐，尤为隐中之尤著者也。吾友海昌王君，抱有用之才，无功名之志，操活人之术，而隐于布衣。此海丰张雨农司马④以为奇人，而吾乡庄芝阶中翰称曰隐君子也。余谓惟奇人斯能隐，王君身虽隐而名望日隆，遨游公卿数十年，知劫运酿成，莫从挽救，飘然归籍，贫无立锥，尝著《归砚录》以见志。乃不数年，而遍地荆榛⑤，砚田芜秽⑥，痴无所用，身亦难潜。君号半痴，而颜其室曰潜斋。今夏挈眷来此，米珠薪桂，并日而食，因纂《饮食谱》以摅怀，易字曰梦隐。噫！顾仁术犹不能容于扰攘之世，而欲追步希夷，隐于睡

---

① 缁（zī 资）黄：僧道的代称。和尚穿缁服，道士戴黄冠，故称"缁黄"。
② 力：千顷堂本作"功"。
③ 白云乡：《庄子·天地》："乘彼白云，游于帝乡。"后因以"白云乡"为仙乡。
④ 司马：古代官名。
⑤ 荆榛：野生杂木林。
⑥ 芜秽：田亩久不耕耘，致使杂草蔓生。

乡，以待承平之日哉！是谱以水始，以蝗终，寓意深矣。梦隐身尝世味，如辨淄渑，岂治乱之理，果可征之人事欤！初，省垣以重兵自卫，縻①饷年余，秋杪被围，至六十余日，升米三千，斤蔬七百，草根掘尽，饿毙者以数万计；卒以兵溃城陷，死于锋镝及自殉者亦以万计；其被掳与流转而死者，又不可以数计。千古名城，遂无噍类②，蝗飞蔽天之祸，竟至是耶！呜呼，惨矣！韩子云：食焉而怠，其事必有天殃，殃之及也，生民涂炭，可不痛哉！是书言近而旨远，吾愿后之览者，无负其苦心焉。爰抒闻见，跋诸卷尾。

咸丰辛酉嘉平秀水吕大纲慎庵

---

① 縻（mí 迷）：损耗。
② 噍（jiào 较）类：原谓能饮食的动物，特指活着的人。

校注后记

一、作者与成书

王士雄（1808—1863），字孟英，号梦隐（一作梦影），又号潜斋、半痴山人、随息居士、睡乡散人等。浙江盐官（今浙江省海宁市）人，曾迁居钱塘（今浙江省杭州市）、上海等地。孟英出身世代医家，曾祖王学权，精于医，曾撰《重庆堂随笔》，祖父及父皆业医。孟英十四岁时，父亲病重不治，临终前曾嘱咐他："人生天地之间，必期有用于世，汝识斯言，吾无憾矣。"孟英"因思有用莫如济世，济世莫如良医"，遂立志研究轩岐之学。《海宁州志》记载，孟英"究心《灵》《素》，昼夜考察，直造精微"。他刻苦钻研，博采众长，于温病更有自己的心得体会，曾屡起沉疴，医名大振，被誉为温病学派四大家之一。王氏重视临床，并勤于著述，其主要著作有《温热经纬》《随息居重订霍乱论》《随息居饮食谱》《王氏医案》《归砚录》《女科辑要按》等，给后人留下了大量富有学术价值的医学文献，为清代后期著名的中医学家。"随息居"为其晚年客居上海时的斋名。

《随息居饮食谱》成书于咸丰十一年（1861），是一部专门论述食物作用和药用的专著。王氏认为身体的健康与饮食有密切的关系，"国以民为本，而民失其教，或以乱天下；人以食为养，而饮食失宜，或以害身命"。倡导药食同源理论，认为以食代药，"处处皆有，人人可服，物异功优，久服无弊"。有鉴于此，他结合自己几十年的临证经验和生活体验，撰写了《随息居饮食谱》，并按水饮、谷食、调和、蔬食、果食、毛羽、鳞介等七类，记述了330余种食物的性味及功效，并附录验方，是较系统的食疗专著，对于中医食疗学的发展，起到了很大的推动作用。

二、版本情况

据《中国中医古籍总目》记载，本书目前现存的版本有：清咸丰十一年（1861）刻本、清同治一年（1862）刻本、清同治二年（1863）上海刻本、清光绪十八年（1892）上海醉六堂刻潜斋医书五种本、清光绪二十二年（1896）上海图书集成印书局铅印本、清光绪三十年（1904）石印本、1915年普新书局石印本、1916年上海华英书局石印本、1935年上海千顷堂书局石印本、上海文瑞楼石印本、上海方益书局石印本、潜斋医书五种本等。

在整理过程中，我们对本书的版本进行了实地调研，发现《中国中医古籍总目》所记载的清咸丰十一年（1861）刻本、清同治一年（1862）刻本未见，且在本书前"饮食谱题辞"中，存有不少清同治二年的题辞，故此次整理选择以目前能找到的最早版本清同治二年（1863）上海刻本为底本，以清光绪十八年（1892）上海醉六堂刻潜斋医书五种本为主校本，以清光绪二十二年（1896）上海图书集成印书局铅印本、1935年上海千顷堂书局石印本为参校本进行校勘注释。

三、主要学术思想及特色

1. 饮食须有节

《内经》曰："食饮有节……故能形与神俱，而尽终其天年，度百岁乃去。"《管子》亦说："饮食节……则身体利而寿命益；饮食不节……则形累而寿命损。"王氏结合自己长期的临床实践，对节饮食而益天年的观点大为赞同，故在《随息居饮食谱》前序中就提出了"颐生无玄妙，节其饮食而已"的观点，认为养生之道，以饮食有节为要。由于"饮食乃人之大欲所存"，不加控制，"易为腹负"，这也是对《内经》"饮食自倍，肠胃乃伤"之旨的进一步发挥。《博物志》曰："所食逾多，心逾塞，年逾损焉。"饮食不节，不仅能导致各种疾病的发生，还会影响人的寿命。因此，王氏对饮食无节进行了严厉的批评，"若饱食无教，则近于禽兽"。进一步阐明了节饮食之重要。

要做到饮食有节，不仅在进食的量上要有所节制，既不可暴饮暴食，也不可盲目节食，同时还要根据自己身体状况及食物的性味、功效而选择一些适合自己的饮食。王氏在本书中介绍了各种食物的性味、功效，便于人们有针对性地选择适合自身情况的食物。书中还提醒人们，即便是食物，也要做到食而有节，不宜过服、久服。如论述籼米时强调"量腹节受，过饱伤人"；姜具有"温中去痰湿，止呕定痛"之功，但"多食、久食，耗液伤营"；栗益气厚肠，"若顿食至饱，反壅气伤脾"；白果"多食壅气动风，小儿发惊动疳……食或太多，甚至不救，慎生者不可不知也"。可见，任何食物，食之过多，不仅无益，反变生他证，甚至危害生命。节饮食乃食疗之首。

2. 水质宜洁净

《随息居饮食谱》曰："人之饮食，首重惟水。"水是人生命的源泉，"人可以一日无谷，不可以一日无水"，所以本书开卷即以"水饮类"详细阐述了水的种类及功效，涉及天雨水、露水、冬雪水，溪、河、湖、池水、井泉水等。王氏认为，日常饮用水必须保持清澈洁净，无论是溪水、河水、湖水，还是蓄于池中之水，"各处清浊不同，非清而色白味淡者不可饮"。对于积贮之水要定期采用不同的消毒洁净法，以保证水的品质与卫生。如提出每年五月五日午时，食井中宜入整块雄黄、整块明矾各斤许"以辟蛇虫阴湿之毒"，又说"食水缸中，宜浸降香一二段，菖蒲根养于水面亦良。水不甚清者，稍以矾澄之，并解水毒"。无论用何种方法，目的就是要保证饮用之水的清洁纯净。

对于一些缺乏水源的地区，王氏倡用掘井取水法，并介绍了他处所采用先进的探寻水源以及择地、量浅深、避震气、察泉脉、澄水等五种凿井方法，这些宝贵的方法对于一些需要解决饮用水问题的地区来说具有很好的启迪与指导作用。水源质量的好坏与人体健康密切相关，所以王氏还非常重视水源的质量，认为无论江河、井泉、雨雪之水，均可用五种方法进行测试，以辨别水质之好坏。首先可以通过煮的方法，看水中有无杂质沉淀；第二种是将水放于日光下照射，看其是否有"尘埃绸缊如游气者"；第三种是通过闻的方式看水中是否有异气；第四种是比较水之重量，以轻者为优；第五种是用白纸或绢帛蘸水，通过测水有无颜色而判定水之优劣。在当时缺乏先进的科学仪器进行水质鉴定的条件下，这些方法对于进行水质好坏的评估具有积极的意义。

3. 药食本同源

《黄帝内经太素》曰："空腹食之为食物，患者食之为药物。"《内经》也曰："五谷为养，五果为助，五畜为益，五菜为充。"从而奠定了"药食同源"的理论基础。王氏在前人的基础上，结合自己的实践经验，对常用食物的性味与功效进行了详细的介绍。如我们平时所食之大米，有"补中养气，益血生津，填髓充肌，生人至宝"的作用；白菜，具有"养胃，解渴，生津"的作用，为"蔬中美品"，且荤素咸宜；烧菜中常用的盐，属咸凉之品，能够"补肾，引火下行，润燥祛风，清热渗湿，明目杀虫，专治脚气"，并可"擦牙固齿，洗目去翳，点蒂钟坠，傅蛇虫螫，吐干霍乱，熨诸胀痛"；水果中的梨，有"润肺清胃凉心，涤热息风，化痰已嗽，养阴濡燥，散结通肠，消痈疽，止烦渴"等功效，可以治疗中风不语、痰热惊狂、温病暑热等疾病。至于我们平时常食之猪肉，有"补肾液，充胃汁，滋肝阴，润肌肤，利二便，止消渴，起尫羸"的作用，但王氏同时告诫不可多食，否则易"助湿热，酿痰饮，招外感，昏神智"；水产中的青鱼，具有"补气养胃，除烦懑，化湿祛风"之功，且"其胆腊月收取阴干，治喉痹、目障、恶疮、鱼骨鲠，皆妙"，该鱼各地的称谓不同，为此王氏还结合自己的经验予以区别，"松江人呼为乌青，金华人呼为乌鲻，杭人以其善唼螺也，因呼为螺蛳青"，方便人们择用。

《随息居饮食谱》不仅将日常食物分为水饮、谷食、调和、蔬食、果食、毛羽、鳞介等七类加以阐述，对同一类食品不同部位的功效也仔细加以区别，从而使人们在择用时更有针对性。如"蔬食类"中不仅对芦菔（萝卜）的功效进行了详细地介绍，即"生者辛甘凉。润肺化痰，祛风涤热……熟者甘温。下气和中，补脾运食，生津液，御风寒，肥健人，已带浊，泽胎养血，百病皆宜"，同时还分别介绍了守山粮（用坚实芦菔与糯米制成）、地骷髅（出了子芦菔）及芦菔叶、子的作用；又如"毛羽类"中对猪的论述，就细分为21种之多，包括猪肉、猪皮、猪的各种内脏，等等，同样对羊的论述也有15种之多，不同的部位其性味、主治也不尽相同。如此详细地阐明食物不同部位的功效作用，不仅体现了王氏"每物求其实验,不为前人臆说所惑"的治学精神及丰富的实践经验,也对后世食疗方药的选用起到了很好的指导作用。

4. 饮食有宜忌

王氏倡用食疗愈病,认为以食代药,"处处皆有,人人可服,物异功优,久服无弊",但也强调以食代药,要辨别食物之性味,务求恰合病情。所以王氏对各种食物不仅介绍其性味、功效,还对这些食物的适应证与禁忌证进行了阐述,以指导人们合理的选择适合自己的食物。如牛乳"善治血枯便燥、反胃噎膈,老年火盛者宜之";腐皮,"充饥入馔,最宜老人";"病人、产妇,粥养最宜";榛子能"补气开胃,耐饥长力,厚肠",适合于虚人食用。但任何食物,往往都有其不足的一面,所以王氏在论述食物之"宜"时,也提醒不可忽视食物之"忌"。如糯米能够"补肺气,充胃津,助痘浆,暖水脏",但因其性黏滞难化,不可频餐,"小儿、病人尤当忌之";香椿芽有祛风解毒之功,但"多食壅气动风",告诫"有宿疾者勿食";橘子"多食生痰聚饮",凡患风寒咳嗽及有痰饮者勿食;鸡蛋具有很好的滋补之功,平时常作为虚人或病后之滋补食品,但王氏告诫"多食动风阻气,诸外感及疟、疸、疳、痞、肿满、肝郁、痰饮、脚气、痘疹皆不可食",同时他还结合自己的临床经验谓"小儿、产妇,气壮者幸食无恙,弱者多因此成疾,不可不知"。

不仅单味食物的食用需要注意,有些食物在与其他食物合用时也会产生一定的毒副作用,对此,《随息居饮食谱》在相关的食物中进行了论述。如羊肉"不可同南瓜食,令人壅气发病";苦菜,不可与蜜共食;柿,不可与蟹同食。但还有些食物,在与其他食物配合运用时，可以解除或降低另一种食物的毒性，如人乳能解牛、马、蛇肉之毒；绿豆能解胡椒之毒；芦菔，解酒毒、煤毒、面毒、茄子毒，芦菔汁与青蔗浆随灌能解烧酒毒等。如此全面地对食物的宜忌与配伍详细阐述，确为后世选择食疗方药提供了很好的文献依据。

5. 食疗方组成

《随息居饮食谱》中还记录了不少行之有效的单方、验方及个人的经验方，对后世临床起到了很好的指导作用。主要分为以下几个方面。

（1）单味食疗方

王氏在介绍食物功效时，往往进一步阐述该食物能治疗的病证。如薏苡仁具"健脾益胃，补肺缓肝，清热息风，杀虫胜湿"之功，可以治疗"筋急拘挛，风湿痿痹，水肿消渴，肺痿吐脓，咳嗽血溢，肺胃肠痈，疝气五淋，干湿脚气，便泻霍乱，黄疸，蛔虫诸病"；橘皮"化痰下气。治咳逆呕哕、噫噎胀闷、霍乱痎疟、泻痢便秘、脚气诸病皆效"；猪肉煮汤饮，可以治疗"液干难产，津枯血夺，火灼燥渴、干嗽、便秘"等。最具有代表性的是王氏以单味食物为一个独立的方剂。如以梨绞汁服，为"天生甘露饮"，能够润肺清胃凉心，涤热息风，化痰已嗽，养阴濡燥，散结通肠，消痈疽，止烦渴，解丹石、烟煤、炙煿、膏粱、曲糵诸毒，治疗中风不语、痰热惊狂、暑温等；以西瓜绞汁而成"天生白虎汤"，具有清肺胃，解暑热，除烦止渴，醒酒凉营的作用，可以治疗喉痹口疮，治火毒时证以及因暑火引起的霍乱泻痢等；以甘蔗榨浆名"天生复脉汤"，有清热养阴，和胃润肠，解酒杀蛔，化痰充液，利咽喉，强筋骨，息风养血之功，能够止热嗽虚呕，治疗瘴疟暑痢。这些方剂不仅取材简便，宜于服用，而且冠以不同的方名，形象地描述了该方剂的功效，充分地说明了王氏能够掌握食物之特性，并娴熟运用食物治疗疾病。

（2）食物与食物组方

《随息居饮食谱》不仅介绍了单味食物的治疗作用，在一些疾病的治疗中，也常常选用二味或二味以上食物协同发挥作用。如治疗"心腹冷痛、虚寒泻痢"，用陈年醋浸大蒜；治疗消渴，用"芦菔煮猪肉频食，或捣汁和米煮粥食亦可"；治疗产后小便不通，用"橘红二钱为末，空心温酒下"；治疗大便久泻不止，以"飞罗面炒熟，每晨加白砂糖，或炒盐调服"；治疗风寒感冒，头痛身热，"胡桃肉、葱白、细茶、生姜共杵烂，水煎热服"，俟其汗出而痊。

（3）食物与药物组方

《随息居饮食谱》中还介绍了一些食物与药物相配伍的简便方。如以黑大豆皮加入其他药物中，可以"止盗汗"；凡妇人产后无乳或乳痈、发背初起，"以母猪蹄一双，通草同煮食，并饮其汁"；小儿浮肿，用"丝瓜、灯心、葱白等分，煎浓汁服，并洗"等。这些简便方充分发挥了食物与药物的协同作用，从而能取得更好的疗效。

（4）食物与酒配方

王氏认为，酒具有"壮胆辟寒，和血养气"的作用，它可以"行药势，剂诸肴，杀鸟兽、鳞介诸腥"，为老人所宜。酒和药食配置可以增强药力，除了可以治疗和预防疾病外，滋补药酒还可以药之功，借酒之力，起到补虚强壮和抗衰益寿的作用。《随息居饮食谱》中完整地介绍了愈风酒、喇嘛酒、健步酒、熙春酒、固春酒、定风酒等七个药酒的来源、组成、功效、制作方法，以及自己的应用体会，认为这七个药酒"用药深有精义，洵属可传"。同时，王氏也充分认识到过量饮酒的弊端，"酒性皆热，而烧酒更烈……故不但耗谷麦，亦最损人，尤宜禁之"。考虑其"治病养老之功亦不可没"，所以在介绍此七种药酒时还谆谆告诫：凡饮药酒者，以微醉为好，"不可过恣，始为合法"，如果能够控制好饮酒的量，不仅"补益之功甚大……更可引年"。

总之，《随息居饮食谱》是王氏在继承前人经验的基础上，结合自己的实践而总结出来的一部食疗类专著，反映了其重视食疗、善用食疗的学术特色。王氏通过对常用的 330 余种食物从性味、功效、适应证、宜忌、配伍等多方面进行分析与论述，为后世食疗、养生保健及祛病延年提供了理论和实践依据，对中医食疗的发展起到了积极的推动作用。

《浙派中医丛书》总书目

原著系列

随｜息｜居｜饮｜食｜谱｜
106

格致余论	规定药品考正·经验随录方
局方发挥	增订伪药条辨
本草衍义补遗	三因极一病证方论
丹溪先生金匮钩玄	察病指南
推求师意	读素问钞
金匮方论衍义	诊家枢要
温热经纬	本草纲目拾遗
随息居重订霍乱论	针灸资生经
王氏医案·王氏医案续编·王氏医案三编	针灸聚英
随息居饮食谱	针灸大成
时病论	灸法秘传
医家四要	宁坤秘笈
伤寒来苏全集	宋氏女科撮要
侣山堂类辩	宋氏女科·产后编
伤寒论集注	树蕙编
本草乘雅半偈	医级
本草崇原	医林新论·恭寿堂诊集
医学真传	医林口谱六治秘书
医贯	医灯续焰
邯郸遗稿	医学纲目
重订通俗伤寒论	

专题系列

丹溪学派	伤寒学派
温病学派	针灸学派
钱塘医派	乌镇医派
温补学派	宁波宋氏妇科
绍派伤寒	姚梦兰中医内科
永嘉医派	曲溪湾潘氏中医外科
医经学派	乐清瞿氏眼科
本草学派	富阳张氏骨科

品牌系列

杨继洲针灸	王孟英
胡庆余堂	楼英中医药文化
方回春堂	朱丹溪中医药文化
浙八味	桐君传统中药文化